KARL KÖNIG

Arbeitsstörungen und Persönlichkeit

KARL KÖNIG

Arbeitsstörungen und Persönlichkeit

Psychiatrie-Verlag

Die Deutsche Bibliothek – CIP-Einheitsaufnahme

Arbeitsstörungen und Persönlichkeit : Karl König

– Bonn : Psychiatrie-Verl. 1998

ISBN 3-88414-222-4

Umschlaggestaltung: Dorothea Posdiena, bild-werk, Dortmund

Gestaltung und Layout: Iga Bielejec, Selzen

Druck und Bindung: Clausen & Bosse, Leck

Inhalt

Vorwort

Die Bedeutung der Arbeit in unserer Gesellschaft drückt sich nicht zuletzt darin aus, daß Arbeitsfähigkeit, Arbeitsproduktivität und Arbeitszufriedenheit in fast jeder Therapie von Neurosekranken eine Rolle spielen. Mit Arbeitsfähigkeit und Arbeitsproduktivität hängt unsere Selbstachtung zu einem großen Teil zusammen.

In diesem Buch sollen Störungen der Arbeitsfähigkeit, der Arbeitsproduktivität und der Arbeitszufriedenheit vor allem unter dem Aspekt der Persönlichkeit des Arbeitenden betrachtet werden.

Empirische Basis des Buches ist eine langjährige Tätigkeit in psychoanalytischer Therapie und in der Supervision psychoanalytischer Therapien am Niedersächsischen Landeskrankenhaus Tiefenbrunn, einer Fachklinik für psychogene und psychosomatische Erkrankungen, an der Abteilung für klinische Gruppenpsychotherapie der Georg-August-Universität Göttingen und am Lou-Andreas-Salomé-Institut für Psychoanalyse und Psychotherapie in Göttingen.

Mein Dank gilt den Patientinnen und Patienten, die sich mir, meinen Mitarbeitern und den von mir supervidierten Ausbildungskandidaten am Psychoanalytischen Institut anvertraut haben und natürlich auch den vielen Kolleginnen und Kollegen, mit denen ich zusammenarbeiten konnte. Mein besonderer Dank gilt den Mitarbeitern an der Abteilung für klinische Gruppenpsychotherapie, besonders Joachim Biskup, Falk Leichsenring und Hermann Staats, mit denen ich fast täglich diskutieren konnte. Ich danke ihnen für eine anregende und angenehme Zusammenarbeit.

Frau Erika Dzimalle und Frau Elisabeth Wildhagen haben das Manuskript in seinen verschiedenen Versionen rasch und zuverlässig geschrieben. Judit Hagen und Ulrich Seidler halfen bei der Literatur-Recherche. Ihnen allen danke ich für die gute Zusammenarbeit. Meiner Frau Gisela König und meinem Sohn Peter König danke ich für anregende Diskussionen und für Toleranz bezüglich meiner Zeiteinteilung an den Wochenenden.

Einleitung

Allgemeines zur Persönlichkeitsstruktur

Mit Charakter meint man im Alltag wie auch in der Psychologie eine bestimmte Konstellation von Persönlichkeitseigenschaften. Es gibt Gruppen von Eigenschaften, die immer wieder zusammen vorkommen. Die Psychoanalyse erklärt dies aus gemeinsamen Ursachen. So bedingt die Fixierung auf anale Vorgänge nach S. FREUD (1905b) Geiz, Ordentlichkeit und Sparsamkeit. Ein Charakter, der sich nach dem Muster der Analität entwickelt, betont das Zurückhalten, woraus Geiz resultiert. Bei Geld handelt es sich um wertvolle Materie, die vom *zwanghaften* Charakter in übersteigerter Weise zurückgehalten wird. Die übersteigerte Ordentlichkeit hat etwas damit zu tun, daß es beim Analen ja nicht nur darum geht, ob, sondern auch wo und wann Stuhl abgesetzt werden soll. Bei der Sauberkeitserziehung soll das Verhalten des Kindes nicht den spontanen Bedürfnissen überlassen werden, Stuhl abzusetzen, wenn Stuhl sich im Darm bemerkbar macht. Das Kind soll dies zu einer bestimmten Zeit und an einem bestimmten Ort tun.

Unser gesamtes Denken und Fühlen hat einen körperlichen Ursprung. Wir interagieren mit Personen in unserer Umwelt und machen dabei Lernerfahrungen. Unsere Denkstile entstehen aus Wahrnehmungen unserer Gefühle, die von innen und von außen beeinflußt werden. Was angenehme Gefühle verursacht, wird als gut eingestuft; was unangenehme Gefühle verursacht, als schlecht. Ziel des menschlichen Organismus ist nach S. Freud die Herstellung eines Zustandes angenehmen Sich-Fühlens. Lust soll maximiert, Unlust minimiert werden.

Die psychoanalytische Charakterkunde (KÖNIG 1992) beschreibt immer wiederkehrende Verhaltensweisen von Menschen im Fühlen, Denken und Handeln und führt sie auf Kindheitserfahrungen zurück. Diese Erfahrungen kommen dadurch zustande, daß unser Organismus seine Bedürfnisse, zunächst mit angeborenen, später mit erlernten Verhaltensweisen zu befriedigen sucht. Ein Säugling schreit, wenn er Durst oder Hunger hat. Später wird das Kind nach Nahrung fragen können.

Wahrscheinlich ist der Lustgewinn, den ein Mensch aus Wahrnehmungen bezieht, die in bestimmten Körperregionen entstehen, schon konstitutionell bedingt verschieden stark. Aber auch Lernerfahrungen, zum Beispiel der Umgang der Eltern oder Pflegepersonen mit den oralen Wünschen eines Kindes, haben einen Einfluß darauf, ob und wieviel Lust erlebt werden kann. Werden die oralen Wünsche eines Kindes von den Eltern oder Pflegepersonen als gierig empfunden, können die Eltern das Äußern oraler Wünsche negativ sanktionieren.

Die Entwicklung eines bestimmten Charakters hat etwas damit zu tun, ob in Lebensbereichen, die durch körperliche Vorgänge (etwa einer Betätigung des Mundes, des Anus, der Willkürmotorik) bestimmt werden, ein hohes Maß an ungestörten Befriedigungsmöglichkeiten vorhanden ist, an die sich der Organismus gewöhnt, oder ob es im Gegenteil in diesen Lebensbereichen zu Frustrationen kommt, so daß die Erinnerung eines Mangels zurückbleibt.

Im Verlaufe des weiteren Lebens wird die Grundstruktur eines Charakters in Interaktionen mit anderen Menschen durch soziales Lernen weiter entwickelt, ausdifferenziert und modifiziert. Die Grundstruktur des Charakters bleibt aber das ganze Leben lang erhalten.

Der Charakter eines erwachsenen Menschen teilt sich anderen Menschen in seinem Denkstil, seinem Umgang mit Menschen und seinem Umgang mit Dingen mit. Deshalb will ich die Persönlichkeitsstrukturen im folgenden unter den Aspekten des Denkens, des Umgangs mit den eigenen Gefühlen und auch mit den Gefühlen anderer, des Umgangs mit Dingen und des Umgangs mit Menschen betrachten.

Vielleicht ist es nicht überflüssig, darauf hinzuweisen, daß die Persönlichkeitsstrukturen, um die es hier geht, wohl nie in ganz reiner Form vorkommen. Die meisten Menschen haben eine sogenannte Mischstruktur, aber bei vielen tritt doch ein bestimmter Anteil der Charakterstruktur in den Vordergrund.

Arbeitsstil und Arbeitsstörung

Zu den verschiedenen Persönlichkeitsstrukturen (schizoid, narzißtisch, depressiv, zwanghaft, phobisch, hysterisch) gehören unterschiedliche Arbeitsstile. Da Charakterstrukturen zunächst einmal nicht als pathologisch aufzufassen sind und von daher nicht in eine diagnostische Einteilung gehören, die Pathologie erfassen soll, sind sie auch nicht in den heute gebräuchlichen diagnostischen Manualen (DSM IV und ICD-10) rubriziert. Auch der ARBEITSKREIS OPD (1996) verzichtet auf eine Verwendung der üblichen Strukturbezeichnungen und unterscheidet zwischen verschiedenen Strukturniveaus, wie O. F. KERNBERG (1988) das bisher schon getan hat. Das Strukturniveau äußert sich in der Verwendung primitiver oder reiferer Abwehrmechanismen im Umgang mit den eigenen Impulsen und mit der Außenwahrnehmung. Bei einem niedrigen Strukturniveau treten eigene Impulse in wenig sozialisierter Form ins Bewußtsein und bestimmen das Handeln; sich selbst und andere Menschen sieht der Betreffende als nur gut oder nur schlecht oder böse. Man könnte sagen, daß er in einer Art Märchenwelt lebt, in der es klar sein muß, ob jemand Freund oder Feind, gut oder böse, wertvoll oder wertlos ist. Ein Mensch auf einem niedrigen oder frühen Strukturniveau kann es nicht tolerieren, daß die meisten Menschen positive *und* negative Eigenschaften haben; er muß die positiven Eigenschaften den einen Menschen, die negativen Eigenschaften anderen Menschen zuschreiben. Menschen auf einem hohen Strukturniveau tolerieren es, daß ein Mensch sowohl gute als auch schlechte Eigenschaften hat.

Es ist für den Psychotherapeuten wichtig, die normalen Ausprägungen der verschiedenen Charakterstrukturen zu kennen. Eine Charakterstruktur, die sich im Bereich des Normalen ausprägt, kann bei einem Wechsel der Umwelt eine pathologische Wertigkeit entwickeln. Sie verstärkt sich in ihrer Ausprägung oder wird von der veränderten Umwelt als pathologisch empfunden, weil sie sich, zum Beispiel in einem neuen Arbeitsbereich, jetzt stärker auswirkt, obwohl sie sich nicht verändert hat.

Aber auch für den somatisch tätigen Mediziner ist es wichtig, etwas über Charakterstrukturen zu wissen, weil sie beim Coping, also beim mehr oder weniger gut bewältigenden Umgang mit einer somatischen Krankheit, eine große Rolle spielen und weil auch die sogenannte Compliance, also die Art und Weise wie ärztliche Anordnungen eingehalten oder nicht eingehalten werden, stark von der Charakterstruktur abhängt (KÖNIG 1997a).

Man kann sagen, daß zu jeder Charakterstruktur ein bestimmter Arbeitsstil gehört und daß Menschen mit bestimmten Charakterstrukturen sich für bestimmte Tätigkeiten besonders interessieren oder eignen, was nicht immer übereinstimmen muß. Eigentümlichkeiten des Arbeitsstils bei der Bewältigung von Aufgaben können sich in machen Bereichen als förderlich, in anderen als hinderlich auswirken. Ein zwanghafter Student wird vielleicht eine geordnete Hausarbeit abliefern, wird aber weniger als andere einen Überblick über die Zusammenhänge haben, die er darstellen soll. Die Arbeit mag auch weniger eigene Ideen enthalten, weil zwanghafte Menschen dazu neigen, sich am Herkömmlichen zu orientieren. Vielleicht wird die Hausarbeit kaum ein Literaturzitat zu dem Thema auslassen, die zitierte Literatur aber nicht entsprechend ihrer Bedeutung für das Thema referieren; weniger wichtige Literatur wird ebenso ausführlich referiert wie zentral wichtige. Vielleicht werden sich auch noch andere Nachteile der Zwangsstruktur bemerkbar machen, zum Beispiel die Neigung, Arbeiten »bis auf den letzten Drücker« hinauszuschieben, was dazu führen kann, daß die Arbeit nicht rechtzeitig fertig wird.

Auch kann ein zwanghaft Strukturierter sich in der Literatur verlieren und immer weiter lesen, ohne zu einer eigenen Beurteilung zu kommen.

Diese Aufzählung strebt keine Vollständigkeit an. Es handelt sich um Beispiele, die zeigen sollen, wie Charakterstruktur und Arbeitsstil zusammenhängen können. Diese Zusammenhänge werden in späteren Kapiteln noch ausführlicher dargestellt.

Funktionslust

Den Ausdruck »Funktionslust« hat K. BÜHLER (1929) geprägt. Er meinte damit eine Lust am Tun, auch schon am Probieren. Auf das gelingende Tun begrenzt sich der von I. HENDRICK (1942) postulierte »Instinct to Master«. Mit »instinct« ist hier nicht das gemeint, was man im Deutschen als Instinkt bezeichnet: zum Beispiel ein angeborenes Programm von Zugvögeln, das sie veranlaßt zu reisen und ihnen hilft, sich auf ihren Reisen zurechtzufinden. Im wesentlichen meint man im Deutschen, auf den Menschen bezogen, mit Instinkt vorbewußt ablaufende kognitive Prozesse, in der anglo-amerikanischen psychoanalytischen Literatur aber etwas, das man im Deutschen als »Trieb« bezeichnen würde. Daneben ist in der angelsächsischen Literatur der Terminus »Drive« in Gebrauch.

»Triebziel« wäre beim »instinct to master« das Beherrschen einer Tätigkeit oder einer Situation, die »gemeistert« wird. Objekt des Triebes wäre ein Werkstoff oder eine Situation oder aber der Körper selbst, wenn es darum geht, Tätigkeiten durchzuführen, die ohne Werkzeug oder Werkstoff gemacht werden, wie zum Beispiel bei der Gymnastik das Meistern von Bewegungsabläufen im Sinne einer Beherrschung des eigenen Körpers.

In der Freudschen Einteilung der Partialtriebe hat man das Produzieren meist dem Analen zugeordnet. Prototyp von Produzieren wäre demnach das Absetzen von Stuhl, wie es schon Kleinkinder können, die sich dann auch am Ergebnis freuen. Zu dieser Freude ist es nötig, daß das Kind sein Produkt sehen kann. Ziel der Eltern bei der Sauberkeitserziehung ist in erster Linie, daß das Kind lernt, den Stuhl zurückzuhalten, was eine Voraussetzung dafür ist, ihn gezielt abzusetzen, zur rechten Zeit und am rechten Ort. Auch darin, nicht nur im Absetzen des Stuhles selbst, besteht die Leistung des Kindes.

Jedenfalls hat die Funktionslust etwas mit der Freude am Produkt zu tun. Zumindest läßt sich Funktionslust von der Freude am Prozeß des Produzierens nicht scharf abgrenzen, weil der Produzierende während des Produzierens das Produkt fantasieren und auf das Produkt hinarbeiten kann. Entsprechendes gilt sicher, wenn er nach Plänen vorgeht, wie zum Beispiel ein Maurer nach den Plänen des Architekten, oder wenn jemand etwas nach einem Vorbild schafft, zum Beispiel wenn jemand versucht, ein Gericht zu Hause nachzukochen, das er in einem Restaurant gegessen hat.

Der Begriff des »instinct to master« umfaßt also die Freude am Vorgang des Produzierens, weil dieser Vorgang Ausdruck der Fähigkeit ist, bestimmte Funktionen auszuüben und auch Aspekte des Analen im Sinne einer Freude am Produkt.

Daß Arbeit Funktionslust machen kann, ist nicht in allen Kulturen selbstverständlich. Das gilt besonders für das Christentum. In der Bibel sagt Gott bei der Vertreibung aus dem Paradies: »Im Schweiße Eures Angesichts sollt Ihr Euer Brot essen.« Hier werden nur die Anstrengung (die schweißtreibende Arbeit) und das Produkt (das Brot) erwähnt. Um das Brot zu bekommen, muß schweißtreibend gearbeitet werden. Freude an der Arbeit hat hier keinen Platz.

Natürlich macht auch in unserer Kultur Arbeit nicht nur Freude. Wohl kaum eine berufliche Tätigkeit besteht nur aus Handlungsabläufen, die Lust bereiten. Manches ist öde Routine oder einfach nur anstrengend. Auch das Produkt bereitet nicht immer Freude, wenn das Produktionsergebnis sich auf das Lebensnotwendige beschränkt, und natürlich auch, wenn die Produktion unter einem notwendigen Minimum bleibt. Für viele Menschen spielt die Lust an der Arbeit eher eine sekundäre Rolle. Das hängt von der Art der Tätigkeit ab, aber auch von der inneren Einstellung zu ihr.

Auch ist es ein Merkmal menschlichen Erwachsenseins, daß anstrengende oder langweilige Tätigkeiten in Kauf genommen werden, um auch erfreuliche, Genuß verschaffende Aspekte einer Arbeit tun zu können. Erfreuliches und weniger Erfreuliches können sich bei einer Tätigkeit mischen, sie können aber auch zeitlich getrennt sein. Absolut getrennt sind sie wohl nie. Ein Musiker, der übt, müht sich; er kann sich aber daran freuen, daß er immer besser wird. Zur vollen Freude des Musikers gehört allerdings die Anwesenheit von Publikum, das hört, was er kann. Das »Produkt« besteht dann auch in der positiven Einwirkung auf das Publikum, das die Musik genießt. Die Anstrengung des Musizierens tritt hinter den narzißtischen Gewinn zurück, den die Aufmerksamkeit des Publikums bietet, ebenfalls hinter einem Machtgefühl, das etwas damit zu tun hat, ein Publikum mitreißen oder »gebannt zuhören lassen« zu können. Ähnlich ist es vielleicht auch bei einem Gärtner, der Parkanlagen pflegt und gestaltet. Er stellt sich die Menschen vor, die den Park besuchen werden.

Der Anteil des Eigenen ist in der Kunst verschieden. Regisseure, die klassische Stücke inszenieren, nehmen sich oft sehr viel Interpretationsspielraum, etwa versetzen sie die Aktion in die Gegenwart und lassen die Schauspieler in einem Shakespeare-Stück moderne Straßenanzüge tragen. Viele Regisseure verändern auch den Text. Dennoch können die meisten Regisseure keine eigenen Stücke schreiben;

das Vorhandensein eines Stücks ist eine Voraussetzung für ihre Arbeit. Es geht hier um Umgestalten.

Andere Künstler freuen sich an einem künstlerischen Schaffen ohne einengende Voraussetzungen. Freilich ist ein solches Schaffen selten ohne Vorbilder. Nicht umsonst werden die Initiatoren neuer Kunstformen nach einer Eingewöhnungszeit mehr bewundert als andere, die den gleichen Weg nach ihnen gegangen sind. Ein Beispiel scheint mir der Roman Ulysses zu sein, mit dem J. Joyce der Entwicklung des Romans eine neue Richtung gegeben hat, und entsprechendes gilt natürlich in der Wissenschaft, man denke an das Paradigma der Psychoanalyse. Freilich war auch S. Freud nicht ohne Vorgänger, dennoch hat es Psychoanalyse vor ihm nicht gegeben. Aus Elementen der Produktionen seiner Vorgänger hat er etwas Neues geschaffen.

Am Beispiel des Pioniers kann man zeigen, daß Arbeit natürlich nicht nur durch den Wunsch, zu produzieren, und durch den Wunsch, Produktionslust zu empfinden, motiviert sein muß. Etwas ganz *Neues* zu schaffen ermöglicht einen narzißtischen Gewinn, der mit einem Triumphgefühl einhergehen kann.

Natürlich ist es nur wenigen vergönnt, ein so eindrucksvoller Neuerer zu sein wie S. Freud. Wir können aber etwas von der Freude eines Pioniers empfinden, wenn wir zu einem Problem eine neue Lösung finden, die ohne Vorbild war. Dabei kann es schon genügen, wenn man etwa ein Werkzeug zu einem Zweck einsetzt, für den es nicht gedacht ist, und es dabei erfolgreich anwendet, oder auch sonst einen Gegenstand zu einem Zweck verwendet, für den er ursprünglich nicht gedacht war. Handwerker kennen solche Situationen gut. Einer meiner Patienten, ein Büroangestellter, verfiel auf den Gedanken, kleine Gegenstände wie Stifte und Büroklammern auf seinem Schreibtisch nicht in den dafür vorgesehenen Plastikschalen unterzubringen, sondern in einer sogenannten Etagère, die aus zwei oder drei Tellern bestehen, die an einem Stab befestigt übereinander angeordnet sind. Das sparte ihm Platz und machte den Bestand an Kleinteilen übersichtlich. Sonst dienen solche Etagèren dazu, Bonbons oder Kleingebäck auf einem Kaffeetisch unterzubringen.

Über Kreativität ist viel geschrieben worden. Natürlich gibt es Störungen der Kreativität. Sie werden in diesem Buch auch unter

»Arbeitsstörungen« abgehandelt. Kreative Arbeit zu leisten ist den Menschen mehr oder weniger gegeben. Anlagen zur Kreativität sind zwar eine Voraussetzung für kreative Arbeit; ohne die Fähigkeit zu arbeiten, kann Kreativität aber nicht in Produkte umgesetzt werden. Umgekehrt kann es die Arbeit hemmen, wenn jemand an Originalität oder Perfektion seiner Arbeit zu hohe Ansprüche stellt.

Der Wunsch, mit der Arbeit Erfolg zu haben, kann mit dem Wunsch konkurrieren, eine Arbeit zu tun, die Funktionslust ermöglicht. Spaß an der Berufsarbeit ist eine wesentliche Voraussetzung für beruflichen Erfolg. Der Erfolg wird aber nicht nur vom Arbeitenden eingeschätzt, sondern auch vom sozialen Umfeld und von der Gesellschaft. So kann sich ein Wissenschaftler, der sich für ein anderes Thema mehr interessieren würde und bei dessen Bearbeitung mehr leisten könnte, einem sogenannten aktuellen Thema zuwenden, weil ihm die Gesellschaft nur dazu die Mittel zur Verfügung stellt. Entsprechendes gilt für Architekten, die zuweilen sicher lieber ästhetisch anspruchsvollere Bauwerke entwerfen würden, für die ihnen aber die notwendigen Mittel nicht zur Verfügung gestellt werden.

Das Interesse eines Wissenschaftlers an einem bestimmten Forschungsthema kann sehr komplex determiniert sein. Es sollte eine Herausforderung enthalten, die zu bewältigen Spaß macht, aber auch nicht jenseits der eigenen Möglichkeiten liegen, so daß man es schlecht bearbeiten könnte. Es gibt Forscher, die sich für eine bestimmte Fragestellung interessieren und dann unterschiedliche Methoden anwenden. Deren Kombination und kompetente Anwendung bereitet Funktionslust, die Methodik bleibt jedoch im Erleben des Forschers der Fragestellung untergeordnet. Sie ist nur Mittel zum Zweck. Andere wieder haben Spaß daran, Methoden zu erfinden, und suchen sich dann Fragestellungen, die sie mit den Methoden bearbeiten können. Beide Vorgehensweisen haben natürlich ihre Berechtigung.

Das Interesse an einer bestimmten Methode oder einer bestimmten Fragestellung kann aus tiefen oder oberflächennahen Schichten der Persönlichkeit kommen. Es gibt medizinische Forscher, die ein Krankheitsbild beforschen, an dem sie selbst leiden oder an dem jemand in der Familie erkrankt ist oder erkrankt war. Ein anal fixierter

Forscher kann sich mit Hygiene befassen. Die Wahl eines bestimmten Tätigkeitsfeldes kann auch dadurch bestimmt sein, daß eine Begabung nach Verwirklichung drängt, zum Beispiel eine musikalische oder eine mathematische Begabung.

Nicht alle Begabungen manifestieren sich allerdings so eindeutig wie die mathematische oder musikalische. Zum Beispiel gibt es viele Jugendliche, die Gedichte schreiben, ohne daß sich das bei ihrer späteren beruflichen Orientierung auswirkt. Wenn man die Gedichte von anerkannten Poeten betrachtet, die während ihrer Adoleszenz entstanden sind, würde man auch dort nicht auf die spätere Entwicklung schließen können. Anscheinend entwickelt sich die dichterische Begabung zu dichterischer Kompetenz erst über einen längeren Zeitraum. Dichter und Schriftsteller, die schon früh Großes geschaffen haben, gibt es, sie sind aber Ausnahmen.

Die meisten Menschen könnten mehrere Berufe ausüben. Ich erinnere mich meiner Verblüffung, als ein Mathematiklehrer uns Pennälern erzählte, er habe während des Zweiten Weltkrieges in einem Internierungslager in Südamerika Spaß daran gehabt, als Friseur tätig zu werden, und Ärzte hätten dort mit Begeisterung gekocht. Das hat mich damals wohl deshalb überrascht, weil ich Beruf und Berufung gleichsetzte und mir nicht vorstellen konnte, daß es mehr als eine »Berufungsmöglichkeit« gebe. Ich hätte mir auch nicht vorstellen können, daß meine Eltern, beide Ärzte, einen anderen Beruf gewählt hätten. Das hatte wohl mit der Radikalität der Adoleszenz zu tun.

Es ist oft auch nicht leicht, sein Arbeitsfeld zu finden, wenn man wenig oder nichts davon weiß. Ich selbst bin spät zur Psychoanalyse gekommen, mit 35 Jahren, weil ich vorher einen anderen, den naturwissenschaftlichen Begabungsschwerpunkt verfolgte und von Psychoanalyse an der Universität damals kaum die Rede war. Ich meinte, mein Interesse an Sprache in einer schriftstellerischen Tätigkeit neben der eigentlichen Berufsarbeit unterbringen zu können. Erst ein Kon-Assistent, mit dem ich über fehlende organische Befunde bei Patienten mit Herzbeschwerden sprach, brachte mich auf den Gedanken, mich mit der Psychogenese von Körperbeschwerden zu beschäftigen. Später trat das Interesse an Sprache in den Vordergrund. Damit hat es sicher zu tun, daß ich mich viel mit den Methoden der Behandlungstechnik in ihren sprachlichen Aspekten beschäftigte. Das schriftstellerische Interesse ging in das Schreiben von wissenschaftlichen Arbeiten und Fachbüchern ein.

Da die Begabung narzißtisch hoch besetzt ist, was die Selbstbeurteilung erschwert, kommen Überschätzungen und Unterschätzungen häufig vor. G. Ch. Lichtenberg wird der Aphorismus zugeschrieben, Intelligenz sei das am gerechtesten verteilte Gut, weil jeder glaube, davon genug zu besitzen. So stimmt das aber nicht. Es gibt auch genau das Gegenteil. Aufgrund von Störungen der Selbstwertregulation kommt es zu Selbstunterschätzungen. Wir kennen das zum Beispiel von depressiven Krankheitsbildern, die bewirken, daß der Betreffende sich nichts zutraut, und zwar lange bevor eine Denkhemmung diese Einschätzung rechtfertigen würde. Ähnliches findet sich bei Menschen mit einer Charakterstruktur, die sie für Phobien anfällig macht. Menschen mit einer solchen Struktur trauen sich sogar Arbeiten nicht zu, die sie schon oft gemacht haben. Dabei kann es sich um banale Alltagstätigkeiten handeln, zum Beispiel um das Packen eines Koffers.

Schwierigkeiten beim Arbeiten wirken sich sehr störend auf das Selbstwertgefühl aus. Das äußert sich im Arbeiten selbst, aber auch in privaten Beziehungen. Es kommt zu selbstverstärkenden negativen Kreisprozessen: Mißerfolge in der Arbeit schwächen das Selbstwertgefühl, das wieder hat Auswirkungen auf die Arbeitskompetenz, was sich wegen beruflicher Mißerfolge in einer weiteren Schwächung des Selbstwertgefühls äußern kann. Auch Schwierigkeiten in Beziehungen, die mit einer Minderung des Selbstwertgefühls zu tun haben, können sich auf die Arbeitskompetenz negativ auswirken, was das Selbstwertgefühl wiederum beeinträchtigt.

Persönlichkeitsstruktur und Arbeitsstörungen

Schizoide Struktur und Arbeitsverhalten

Der schizoide Mensch zieht sich aus der Realität zurück, zumindest ein Stück weit. Das gilt besonders für die Realität von Beziehungen. Andere Menschen erlebt er als gefährlich. Das hängt mit den bei ihm nur schwach ausgebildeten Grenzen zwischen Ich und Du zusammen. Er fürchtet, die anderen Menschen, die Objekte könnten in ihn eindringen und ihn von innen heraus besetzen. In der Nähe von Objekten wünscht er, mit ihnen zu verschmelzen, womit er aber seine Identität verlieren würde, was ihm wieder Angst macht. Nur Menschen, die er als ihm gleich wahrnimmt, rufen solche Befürchtungen nicht hervor. Ein Gleicher kann die eigene Identität nicht beeinträchtigen.

Angst kommt auf, wenn er entdeckt, daß solche Menschen doch von ihm verschieden sind. Er fühlt sich dann getäuscht und wird mißtrauisch. Es gibt Schizoide, die es fertigbringen, Menschen infolge selektiver Wahrnehmung lange Zeit für gleich zu halten. Beobachter finden solche Menschen dann naiv. Aus dem Rückzug von den Objekten resultiert ein Überwiegen der Phantasietätigkeit. Der Psychiater E. KRETSCHMER (1977) sagte von schizoiden Menschen, die er in vielen Aspekten recht plastisch beschrieb, sie glichen südländischen Villen: Nach außen sei kaum etwas sichtbar, im Inneren würden Feste gefeiert. Weil der schizoid strukturierte Mensch mehr nach innen gekehrt ist, nimmt er auch Unbelebtes oft nur lückenhaft wahr, was ihn beim Arbeiten mit Gegenständen behindern kann. Vor dem Kontakt mit der Individualität eines Menschen schützt den Schizoiden, wenn er seine Aufmerksamkeit auf das Allgemeine richtet. Vom Konkreten wird dann abstrahiert.

Weil der Schizoide nicht an Details »klebt«, kann er oft Zusammenhänge entdecken, die anderen verborgen bleiben, die »den Wald vor lauter Bäumen nicht sehen«. Es besteht aber immer die Gefahr, daß er in seinem selektiven Wahrnehmungsprozeß wesentliche Merkmale übersieht, die notwendig zu dem Sachverhalt gehören. Die Anwendung seiner Theorie führt auch dann zu falschen Ergebnissen, wenn man für seine theoretischen Annahmen ein zu breites Anwendungsfeld sieht, weil er einschränkende Faktoren übersehen hat.

Schizoide haben oft erhebliche Schwierigkeiten, Handwerkliches zu leisten. Auch wenn ihre Wahrnehmungseinschränkungen das Entwickeln manueller Fertigkeiten nicht wesentlich behindert haben, ist das räumliche Vorstellungsvermögen Schizoider oft unterentwickelt. Wie gut sich jemand Räumliches vorstellen kann, hängt von seiner Begabung dafür ab. Die Fähighkeit, sich etwas räumlich vorzustellen, wird aber im Umgang mit der Realität trainiert, und ein solches Training fehlt dem schizoid Strukturierten oft.

Schizoide finden sich deshalb selten in handwerklichen Berufen, in denen komplexe manuelle, im äußeren Raum stattfindende Arbeitsvorgänge eine wesentliche Rolle spielen. Die Fähigkeit Schizoider hingegen, sich »auf einen Punkt zu konzentrieren«, indem sie dessen Umfeld ausblenden, macht sie zu manchen handwerklichen Tätigkeiten besonders geeignet, bei denen ein Erfassen vieler Merkmale nicht notwendig ist, zum Beispiel in der operativen Augenheilkunde, in der zahnmedizinischen Prothetik oder im Uhrmacherhandwerk. Für den Beruf des Zahnarztes sind sie aber weniger geeignet, weil sie nicht gerne aus der Nähe mit Menschen umgehen, ohne daß ein Apparat dazwischen ist, wie das beim Augenarzt bei vielen diagnostischen Vorgängen der Fall ist. Wenn ein Augenarzt operiert, ist die Umgebung des Auges abgedeckt. Er befaßt sich nur mit dem Auge, nicht mit dem ganzen Menschen. Das Auge ist ein kleiner Gegenstand mit einer übersichtlichen makroskopischen Anatomie.

Kombiniert sich eine schizoide mit einer zwanghaften Struktur, können sich die Nachteile ausgleichen. Der Zwanghafte sieht auf das Detail, der Schizoide auf die Zusammenhänge. Aus dem schizoiden Strukturanteil heraus entpersönlicht der Schizoide, was persönlich ist; dann kann er sich auch mit Details befassen. Der Zwanghafte strebt nach der vollständigen Erfassung aller Phänomene, mit denen er zu tun bekommt. Ein zwanghafter Strukturanteil kann die Neigung des Schizoiden, Details zu vernachlässigen, ausgleichen. Hat er einen zwanghaften Strukturanteil, achtet der Schizoide aus Angst davor, daß etwas seiner Kontrolle entgehen könnte, auf die Details.

Schizoide erfassen Details oft damit, daß sie die Umwelt »scannen«. Sie tasten das, was sie sehen, gleichsam punktweise ab. Dabei konzentrieren sie sich in der Wahrnehmung jeweils auf einen kleinen

Bereich. Im Gedächtnis fügen sie dann das Wahrgenommene zusammen.

Der latente Wunsch, mit anderen in der Phantasie zu verschmelzen, und die dadurch ausgelöste Angst, die eigene Individualität zu verlieren, schränkt die interpersonelle Kompetenz Schizoider ein. Aus Selbstschutz geht der Schizoide auf Distanz. Er sucht aber die Nähe von Menschen, die ihm ähnlich sind, weil bei einer Verschmelzung mit Gleichen die eigene Individualität erhalten bliebe. Mit anderen Menschen »kann« der Schizoide nicht.

Der Beruf des Mathematikers, des theoretischen Physikers, des Geologen oder des Kartographen wird von Schizoiden eher gewählt als der Beruf des Rechtsanwalts oder des Lehrers. Schizoide, die sich für ein bestimmtes Fach interessieren, scheitern oft, wenn sie es in der Schule unterrichten müssen, weil es ihnen an interpersoneller Kompetenz beim Umgang mit den Schülern mangelt.

Schizoide betonen ihre eigene Individualität, die sie von anderen unterscheidet, manchmal durch exzentrische Kleidung oder ein exzentrisches Verhalten, andere wieder achten wenig auf ihr Äußeres.

Der Schizoide interessiert sich mehr für »die Sache« als für das Persönliche eines Menschen. Mitarbeiter sind ihm wichtig, wenn sie an der Sache arbeiten, die ihn interessiert. Schizoide Chefs verlangen von den Mitarbeitern aber eine ausschließliche Konzentration auf die Arbeit. Als ich mir als junger Assistent von einem Gewinn im Fußballtoto ein Auto kaufte, äußerte mein schizoider Chef die Befürchtung, ich sei für die Wissenschaft vielleicht doch nicht geeignet, weil ich Geld für ein Auto ausgäbe, das ich nur in meiner Freizeit benutzen könne. Statt dessen hätte ich mir Fachbücher kaufen sollen.

Weil sie »die Sache« über alles stellen, vernachlässigen schizoid strukturierte Chefs oft die persönlichen Belange ihrer Mitarbeiter. Sie kümmern sich nicht um das Betriebsklima. »Wer sich für die Arbeit interessiert, braucht kein gutes Betriebsklima.« Wegen eines mangelnden Bezugs zur äußeren Realität kommen Schizoide selten in berufliche Positionen, in denen viel interpersonelle Kompetenz verlangt wird, zum Beispiel in die Position eines Oberarztes in einer Klinik. Das gelingt ihnen nur dann, wenn ihre Leistungen im Arbeitsbereich, wo es um »die Sache« geht, außergewöhnlich sind. So erinnere ich mich eines Chirurgen, der mit seinen Mitarbeitern schlecht zurechtkam, aber hervorragend operierte und gute wissenschaftliche Arbeiten publizierte. Als es darum ging, eine Oberarztstelle zu besetzen, konnte der Chef nicht an ihm vorbei, und er nahm die voraussehbaren Probleme in Kauf, die durch die mangelnde interpersonelle Kompetenz des Oberarztes in der Klinik natürlich entstanden.

Schizoide arbeiten oft vor sich hin, ohne darauf zu achten, was andere tun, die mit ihnen in Konkurrenz stehen. So werden sie durch Konkurrenzängste wenig beeinflußt. Allerdings übersehen sie auch, was ihr Konkurrent neben seiner Arbeit noch tut, um beruflich voranzukommen, etwa indem er persönliche Verbindungen knüpft. Das fällt dem Schizoiden schwer, und derlei verachtet er auch. Andere Schizoide, die zu paranoiden Reaktionen neigen, schreiben ihren Konkurrenten alles Böse zu, das sie erdenken können. Dann kann es sein, daß sie sich mit paranoiden Befürchtungen in einem Maße beschäftigen, daß die eigene Arbeit darunter leidet und sie ihre Karriere durch massive interpersonelle Konflikte gefährden.

Die meisten Schizoiden hassen Small talk. Über Banalitäten solle man nicht reden, das sei Zeitverschwendung. Sie möchten nur über Wesentliches sprechen. Bemerkungen über das Wetter, Berichte über die äußeren Ereignisse auf Urlaubsreisen, über das Essen, das man gerade zu sich nimmt oder zu sich nehmen möchte, sind in ihrer Sicht banal, nicht wesentlich und deshalb überflüssig. Der Schizoide übersieht, daß Small talk nicht nur eine inhaltliche, sondern auch eine verbindende Funktion hat. Im Small talk hört man den anderen sprechen und lernt ihn dadurch kennen, und man macht sich dem anderen vertrauter. Small talk hat eine wichtige gesellschaftliche Funktion, die dem Schizoiden entgeht.

Zu paranoiden Reaktionen neigen Schizoide natürlich auch deshalb, weil sie eben wenig Informationen aus ihrer Umwelt aufnehmen und die Wahrnehmungslücken durch eigene Phantasien ausfüllen. Ihre Konzentration auf bestimmte Einzelaspekte kann zur Überbewertung negativer Aspekte von Mitmenschen führen. Dazu kommt noch, daß Schizoide oft ein feines Gespür für latente Aggressivität haben, die sie bei sich selbst abwehren. Wenngleich das Aggressive, das sie am anderen wahrnehmen, nicht immer nur auf Projektion zurückzuführen ist, sondern auch auf die Wahrnehmung von Einzelaspekten im Verhalten des anderen, die einen überhöhten Stellenwert erhalten, weil der Schizoide solche Aspekte isoliert wahrnimmt. So kommt er dann zu keinem ausgewogenen Bild vom anderen. Im Umgang mit Mitarbeitern ist das natürlich ungünstig. Von einem Chef, an dem er nur das Aggressive sieht, kann sich ein Schizoider verfolgt fühlen.

Ein weiterer Grund, warum der Schizoide Aspekte des anderen nicht sieht, die ihn dazu bringen könnten, diesen sympathisch zu finden, ist auch, daß er Sympathie deshalb fürchtet, weil sie Nähe herstellen könnte. Hier kommen wieder die Verschmelzungsängste ins Spiel.

Manche Schizoide fangen Streit an, um so in eine Interaktion mit dem Gegenüber zu gelangen, die zwar intensiv ist, eine Verschmelzung aber ausschließt. So attackierte mich in einem Seminar ein Teilnehmer in einer Art und Weise, die ich mir zunächst nicht erklären konne, bis er sagte: »Merken Sie denn nicht, daß ich auf Ihrer Seite stehe?«

Schizoide neigen auch zu sogenannten »Orientierungskloppern«. Sie greifen jemanden an, den sie noch nicht gut kennen, um herauszufinden, wie er reagiert. An den Reaktionen orientieren sie sich dann. Wenn sie etwas Freundliches sagen würden, bestünde die Gefahr, daß Nähe zu rasch hergestellt würde.

Schizoide tun sich oft schwer, Komplimente zu machen. Manche lehnen es völlig ab. Komplimente sind für sie so etwas wie Small talk. Und wenn sie einen wahren Kern enthalten, könnten sie eine zu große Nähe herstellen. Komplimente kommen dem schizoid Strukturierten unaufrichtig vor, wenn sie nicht genau das beschreiben, was wirklich ist. Die Wahrheit zu sagen ist für Schizoide besonders wichtig. Die Forderung, man müsse immer aufrichtig sein, kann aber zu Taktlosigkeiten führen. Im persönlichen Umgang mit Chefs und Mitarbeitern kann das zu karriereschädlichen Konflikten führen, die als Folge der Kränkungen entstehen.

Wie schon oben erwähnt, neigen Schizoide besonders dazu, per Projektion (vgl. KÖNIG 1996a) etwas, das in ihrem Innern ist oder vor sich geht, den äußeren Objekten zuzuschreiben. Zum Beispiel entwickelt ein schizoider Psychotherapeut Hypothesen über einen Patienten, die bei ihm das überbetont berücksichtigen, was der so strukturierte Therapeut von sich selbst kennt. Er läßt das aus, was in ihm selbst keine Entsprechung hat. Die Wahrnehmungslücken werden dann durch Projektionen und durch Phantasien gefüllt, die im Therapeuten durch den Patienten ausgelöst wurden. So entsteht ein in manchem zutreffendes, im ganzen aber nicht der Realität entsprechendes Bild. Wenn man als Supervisor einen Patienten vorgestellt bekommt, den der schizoide Untersucher beschrieben hat, meint man oft, einem ganz anderen Menschen zu begegnen.

Depressive Struktur und Arbeitsverhalten

Der Denkstil eines Menschen mit depressiver Struktur erscheint formal auf den ersten Blick unauffällig. Beim Denken fehlt es dem depressiv Strukturierten allerdings an Initiative. Hier drückt sich der generelle Initiativmangel aus. Die Blockierung der Initiative ist oft nicht auf den ersten Blick zu erkennen. Blockierungen der Initiative Erwachsener haben etwas mit frühen Blockierungen der Oralität zu tun. Depressiv strukturierte Menschen sind bezüglich ihres Arbeitsverhaltens vor allem dadurch gekennzeichnet, daß sie weniger aus eigener Initiative arbeiten, sondern eher weil Über-Ich oder Ich-Ideal sie dazu antreiben. Ein Motiv zu arbeiten kann neben dem Wunsch, den Anforderungen von Über-Ich und Ich-Ideal zu folgen, und neben der Notwendigkeit, Geld zu verdienen, auch sein, daß die eigene Tätigkeit anderen zugute kommt; in erster Linie anderen, mit denen der Depressive persönlich zu tun hat. Weniger als der Schizoide haben depressiv Strukturierte nämlich »die Menschheit« oder eine Kategorie von Menschen, etwa Menschen mit einer bestimmten Krankheit, im Auge. Es geht ihnen mehr um präsente Individuen.

In den sogenannten helfenden Berufen sind Depressive überrepräsentiert. Viele Angehörige helfender Berufe wie Ärzte, Krankenschwestern, Pfleger und Sozialarbeiter, auch die therapeutisch tätigen Psychologen und manche Theologen, die ihr Schwergewicht in der pastoralen Tätigkeit sehen, haben häufig depressive Strukturanteile.

Ein starkes Motiv kann auch sein, Macht über Menschen zu bekommen. Im Unterschied zur Opferhaltung als depressives Charaktermerkmal, bei der sich jemand für andere eben »aufopfert«, zeigen Zwanghafte hingegen oft die sogenannte Helferhaltung. Es wird eine asymmetrische Beziehung angestrebt, in der ein Helfer der Überlegene, ein Hilfesuchender aber ein Unterlegener ist, der manchmal auch zu seinem Glück »gezwungen werden muß«. Der Wunsch, anderen Menschen zu einem besseren Leben zu verhelfen, ist bei den depressiv strukturierten Helfern fast immer vorhanden.

Charakteristisch ist darüber hinaus, daß sie infolge des Einsatzes eines Abwehrmechanismus, nämlich dem der altruistischen Abtretung (A. FREUD 1936, KÖNIG 1996), das, was sie selbst nicht genießen können, in Identifikation mit Menschen genießen, denen sie zu einem besseren Leben verhelfen.

Depressive tun sich schwer, eine Arbeit zu beginnen. Arbeiten sie erst einmal, haben sie es schwer, Pausen zu machen. Ihr Gewissen zwingt sie dazu, tätig zu sein, solange Arbeit vorhanden ist. Sie befürchten zudem, daß sie nicht mehr in Gang kommen, wenn sie ihre Arbeit unterbrechen. Das kann depressiv Strukturierte dazu bringen, daß sie sich überarbeiten und dann Erschöpfungsgefühle die spontane Motivation zur Arbeit weiter einschränken.

Was die quantitative Arbeitsproduktivität anbelangt, überschätzen Depressive sich häufig, weil sie die Arbeitsleistung mehr an ihrer Anstrengung messen als am Ergebnis. Man kann oft beobachten, daß sie andere abwerten, denen Arbeit leichter fällt und die deshalb rascher mit ihr fertig werden: »Wem die Zunge nicht heraushängt, der kann doch nicht wirklich arbeiten.«

Depressive nehmen eine Aufgabe oft »wie einen Berg« wahr. Das heißt, es fällt ihnen schwer, die Aufgabe in einem Denkprozeß, der das Wahrgenommene entsprechend verarbeitet, gestaltend zu strukturieren, was die Durchführung erleichtern würde.

Andere Menschen, vor allem narzißtisch strukturierte, werden durch »Berge« motiviert. Es hebt ihr Selbstgefühl, wenn es ihnen gelingt, sie zu »bezwingen«. In einem »Kampf mit dem Berg« erreichen sie den Gipfel. Der depressiv Strukturierte sieht sich eher mit einer unscharf konturierten Masse konfrontiert, die ihn zu erdrücken droht. Von depressiv Strukturierten hört man häufig, daß ihnen »die Arbeit über den Kopf wächst«. Sie erleben, von ihrer Arbeit wie von einer großen Lawine überrollt zu werden oder in einem Sumpf von Arbeit zu versinken. Andererseits suchen sie eine Arbeit, die sie »ausfüllt« – eine orale Metapher. Sie können gierig nach Arbeit sein.

Die Schwierigkeit, Grenzen des Objekts zu erkennen, vorgegebene Strukturen herauszuarbeiten, sie abzuwandeln und mit ihnen gestaltend umzugehen, haben depressiv Strukturierte auch deshalb nicht, weil sie sich den Objekten gegenüber schwach fühlen. Sie fänden es vermessen, sich die Aufgabe vorzunehmen, die Strukturen eines Objekts zu bestimmen, das Objekt in seinen Ansprüchen zu begrenzen, seine Strukturen herauszuarbeiten und sie zu verändern. Es fehlt ihnen an gestalterischer Kraft, nicht nur in Beziehungen, wo sie oft eher passiv reagieren als aktiv auf Menschen zuzugehen und selbstbestimmt mit ihnen zu interagieren, sondern auch im Umgang mit einer Arbeit. Berufskolleginnen und Berufskollegen, die mit einer Arbeit strukturierend umgehen und in der Arbeit Grenzen setzen, empfinden sie oft als menschlich kalt oder böse, auch wenn deren Arbeitsergebnisse besser sind. Sie haben das Gefühl, viel, wenn nicht »alles« für andere tun zu müssen. Die Maxime, man müsse anderen zur Selbsthilfe verhelfen, führen sie zwar oft im Munde, wenden sie aber nur selten an. Es befriedigt sie mehr, sich für andere aufzuopfern, als andere von sich unabhängig zu machen.

Die beschriebene Einstellung gegenüber den Objekten prägt schon die Wahrnehmung, also die Verarbeitung des durch die Sinne Aufgenommenen, danach den weiterdenkenden Umgang mit dem Wahrgenommenen und schließlich das Handeln. Depressive reagieren eher, als daß sie selbstbestimmt, aufgrund eines von ihnen entworfenen und dem Einzelfall angepaßten Konzeptes handeln. Oft denken sie auch zuwenig in die Zukunft. Es geht ihnen mehr um unmittelbare Bedürfnisbefriedigung des Objekts als darum, wie es dem Objekt später gehen wird. So gestatten depressive Krankenschwestern oder Ärzte ihren Patientinnen und Patienten oft Überschreitungen sinnvoller Verbote. Zum Beispiel drückt eine depressiv strukturiert Krankenschwester ein Auge zu, wenn Angehörige einem Patienten Lebensmittel mitbringen, die er nicht essen sollte. Die mittel- und langfristigen Konsequenzen blendet sie aus.

Für depressiv strukturierte Menschen ist es charakteristisch, daß sie gerne mit anderen Menschen zu tun haben und deshalb bevorzugt Berufe wählen, in denen ihnen das möglich ist. Allerdings gibt es auch andere Beispiele: Manche arbeiten lieber in Berufen, in denen sie mehr mit Dingen umgehen als mit Menschen, sei es, weil die Wahl einer anderen Berufsausbildung nicht möglich war, sei es, weil sie ein vorher ausgeübter Beruf mit Menschen zu sehr erschöpfte. Manche depressiv Strukturierte wählen auch von vornherein einen Beruf, in dem sie mit Dingen umgehen, weil sie meinen, daß der Umgang mit Menschen zu hohe Anforderungen an sie stellen würde. Sie antizipieren, daß sie sich in einem solchen Beruf allzu sehr »aufopfern« würden und haben Angst davor.

Im Umgang mit Dingen verhalten sie sich analog zu ihrem Umgang mit Menschen. Schon während des Studiums sind eine Bibliothek oder ein Buchladen für sie Objekte, die Aufgaben stellen, die sie geradezu überfordern müssen. Zum Beispiel denkt ein Depressiver in einer Bibliothek: »Eigentlich müßte ich alle diese Bücher lesen«, während jemand, der das Lesen von Büchern genießt, hier eher sagt: »Alle diese Bücher könnte ich lesen.« Er fühlt sich wie in einem Schlaraffenland.

Unter den eigenen Büchern hält der Depressive oft keine rechte Ordnung. Aus Büchern über verschiedene Wissenszweige entsteht ein »Berg« von Büchern, den der depressiv strukturierte Student angstvoll betrachtet. Die vorhandenen Bücher, soweit er sie noch nicht gelesen oder durchgearbeitet hat, erscheinen ihm in ihrer Gesamtheit wie eine unstrukturierte Masse, die ihn zu erdrücken droht. Eigentlich müßte er alle Bücher auf einmal lesen, was natürlich nicht geht. Manche Depressive lesen mehrere Bücher gleichzeitig und wechseln zwischen verschiedenen Büchern, oft recht wahllos, hin und her. Hier zeigt sich die latente Gier vieler Depressiver, die »den Hals nicht voll kriegen können«, auch wenn sie sich als bescheiden erleben und sich bescheiden geben. Diese Gier bringt manche Depressive auch dazu, mehr Bücher zu kaufen, als sie selbst unter günstigsten Umständen lesen können.

In der Forschung sammeln sich in den Unterlagen Depressiver oft große Mengen von Daten an, die sie nicht bearbeiten. Auch die Bearbeitung von Daten stellt einen »Berg« dar, der sie zu erdrücken droht.

So kommt es zur Etablierung sogenannter Datenfriedhöfe. Es wird gleichsam mehr eingekauft als gekocht werden kann.

Wissenschaftliche Arbeiten Depressiver wirken oft überladen. Das zeigt sich besonders bei Vorträgen, bei denen Depressive häufig die Zeit überziehen, weil sie meinen, die Zuhörer immer noch mit Informationen sättigen zu müssen, während die schon längst genug haben. Im Unterschied zu Zwanghaften, die *Vollständigkeit* anstreben, geht es dem Depressiven um die Vermittlung von *viel* Material. Nach dem Vortrag fragen sie die Zuhörer, ob er ausgereicht habe, ähnlich wie eine depressiv strukturierte Mutter ängstlich fragt, ob die Kinder auch satt geworden seien; weniger, ob es ihnen geschmeckt habe.

Daß sich der Umgang mit Gegenständen hier auch in der Darstellung schwer vom Umgang mit Menschen trennen läßt, ergibt sich aus den Besonderheiten der depressiven Struktur.

Ein depressiver Chef glaubt im Umgang mit seinen Mitarbeitern, ihnen viel geben zu müssen, ihnen mit Rat und Tat ständig zur Seite stehen zu sollen. Das kann den Mitarbeitern recht sein, sie aber auch stressen. Der Versorgungsaspekt medizinischer Arbeit steht in Universitätskliniken, die von depressiven Chefs geleitet werden, oft zu sehr im Vordergrund. Die Aufgabe einer Universitätsklinik, zur Weiterentwicklung ihres Faches beizutragen, finden sie zweitrangig. Der Chef verlangt von den Mitarbeiterinnen und Mitarbeitern, daß sie für ihre Patienten immer da sein sollen und möglichst niemanden abweisen oder weiter verlegen. Der Beruf muß für sie Berufung sein, was sich darin ausdrücken soll, daß sie sich von einer gebenden, nicht einer nehmenden Ideologie leiten lassen. Zeit, die ein Assistent bei der Forschung verbringt, verbringt er nicht für die Patienten, jedenfalls nicht für jene, die sich zur Zeit in der Klinik aufhalten. Spätere Patienten verliert der Depressive leicht aus dem Blickfeld. Für die aktuellen Patienten kann das in Grenzen gut sein, für spätere eben nicht. Der sogenannte Burn Out (z.B. FENGLER 1996) kommt in Kliniken, die von einem depressiv strukturierten Chef geleitet werden, häufiger vor als in anderen. Chefs, die merken, daß sie dazu neigen, ihre Mitarbeiter zu überfordern, suchen sich oft einen leitenden Oberarzt, der für Begrenzungen zuständig ist und die Rolle übernimmt, in der Klinik der »Böse« zu sein.

Depressiv strukturierte Universitätsmediziner blicken auf Kollegen, die mehr als sie selbst publizieren, oft mit Verachtung. Es kann doch nur so sein, daß ein Arzt, der viel Wissenschaft betreibt, die Patienten vernachlässigt und nur seine eigene Geltung im Auge hat. Daß der Inhalt der Publikationen für spätere Patienten wichtig sein kann, berücksichtigen sie zuwenig. Sie sind die besseren Menschen, weil sie sich mehr um die anwesenden Patienten kümmern.

In ärztlichen Honorarforderungen, die nicht durch Versicherungen abgedeckt sind, sind depressiv Strukturierte sehr zurückhaltend. Depressiv strukturierte Ärzte in einer Praxis »vergessen« oft, alle Leistungen aufzuschreiben, die sie erbracht haben. Das Schreiben von Rechnungen erledigt meist eine Helferin, die ihren Chef davon entlastet, etwas fordern zu müssen; nicht nur dann, wenn der Patient aus der eigenen Tasche zahlen muß, sondern sogar dann, wenn eine Versicherung eintritt. Sie möchten die Illusion behalten, ihren Patienten nur um deren selbst willen zu helfen und für sich nichts zu wollen. Dem Patienten bedeuten sie, daß sie am Honorar eigentlich nicht interessiert sind: »Das macht meine Sekretärin.« Manchmal weisen sie darauf hin, daß ihre Sekretärin sehr genau und gründlich sei und daß sie gern Rechnungen schreibt. Die Vereinbarung, daß die Sekretärin einen bestimmten Prozentsatz des Rechnungsbetrages für das Erstellen der Rechnungen bekommt, kann einen solchen Chef entlasten. Die Rechnungen müssen eben geschrieben werden, und alle erbrachten Leistungen müssen dabei berücksichtigt werden, weil die Sekretärin sonst weniger Geld bekommt.

Von Kolleginnen und Kollegen verlangen manche depressiv strukturierte Chefs auch dann nichts, wenn sie privat versichert sind. Daß es sich um eine Kollegin oder einen Kollegen handelt, liefert einen Grund, auf das Honorar zu verzichten. Andere Kollegen, die von Ärzten Honorare verlangen, finden sie geldgierig. Dabei wird auch die eigene latente Gier des depressiv Strukturierten auf die Kollegen projiziert.

Viele depressiv strukturierte Therapeuten halten Beziehungen der Patienten zu anderen Menschen als für sie sehr wichtig. Beziehungen sollen erhalten bleiben. Sie können dann Beziehungen des Patienten zu erhalten suchen, die schlecht für beide Partner sind und besser aufgelöst werden sollten.

Solche Therapeuten können aber auch nur die Interessen des Patienten im Auge haben (»Das ist schließlich mein Patient.«). Die Interessen der Angehörigen verlieren depressiv Strukturierte dann oft aus den Augen. Daß es auch für den Patienten besser sein kann, wenn die Interessen der Angehörigen berücksichtigt werden, übersehen sie oft. Sie regen die Patienten dazu an, ihre Interessen gegenüber allen Menschen, mit denen sie umgehen, zu vertreten: Etwas, was sie selbst gerade nicht können; und das tun sie auch, wenn sich die Beziehungen des Patienten zu seinen Mitmenschen dadurch wesentlich verschlechtern. Während sie selbst ihre eigenen Interessen gegenüber denen anderer zurückstellen, soll der Patient »lernen«, egoistisch zu sein. Der Patient vertritt dann den latenten Anteil der Persönlichkeit des depressiv strukturierten Therapeuten. Der Patient soll sich anderen gegenüber abgrenzen lernen, sie selbst hingegen können das nicht.

Depressiv strukturierte Chefs in allen Institutionen und Betrieben neigen dazu, dem gerade Anwesenden etwas zu versprechen, was sie später nicht halten können. Sie geraten damit in den Ruf der Unzuverlässigkeit. In dem Zusammenhang kommt es manchmal zu wesentlichen Störungen des Betriebs, zum Beispiel, wenn mehreren Mitarbeitern gleichzeitig Urlaub zugesagt wird statt hintereinander. Arbeit bleibt dann liegen, oder die im Betrieb verbleibenden Mitarbeiter werden überlastet. Manchmal springt der Chef nun bei der Bewältigung von Aufgaben ein, die nicht seine Sache sein sollten und fühlt sich gut dabei, weil er sich für den Betrieb und seine Mitarbeiter »opfert«.

»Persönliche« Argumente haben für den depressiv strukturierten Chef oft ein großes Gewicht. Erkrankt ein Familienmitglied eines Mitarbeiters, gibt er ihm Urlaub, auch wenn die Arbeit von anderen übernommen werden muß, die schon genug zu tun haben. Daß die anderen die Arbeit des fehlenden Mitarbeiters tun, sieht er als selbstverständlich an. Das gilt natürlich nicht nur für Kliniken, sondern prinzipiell für alle Betriebe; zum Beispiel für einen Filialleiter im Einzelhandel.

Viele depressive Mitarbeiter zeigen allen, die es sehen wollen, und auch denen, die es nicht sehen wollen, wie sehr sie sich bei der Arbeit anstrengen. Ein Rationalisieren der eigenen Arbeit, das dazu führen könnte, daß sie selbst weniger belastet sind und die Arbeit insgesamt besser gemacht wird, scheuen sie, weil das heißen würde, daß sie weniger arbeiten wollen. Hier spielt auch wieder eine Rolle, daß es dem depressiv Strukturierten meist schwer fällt, eine Arbeit in Portionen aufzuteilen, sich einen Überblick zu verschaffen und Prioritäten zu setzen. Eine Arbeitsanforderung erhält ihre Dignität schon dadurch, daß sie etwas fordert. Man muß sich, meint der depressiv Strukturierte, den Arbeitsanforderungen stellen und sollte nicht fragen, ob die Arbeit mit geringerem Aufwand erledigt werden könnte.

Depressive sehen andere Menschen, die rationeller und deshalb effektiver arbeiten und ihre Arbeit in kürzerer Zeit erledigen, oft als faul oder zu sehr an Freizeit interessiert an. Da dem depressiv Strukturierten die spontane Initiative fehlt oder er nur wenig davon aufbringen kann und sich oft zur Arbeit zwingen muß, sieht er es mit Skepsis, wenn anderen ihre Arbeit Freude macht. Eine solche Einstellung zur Arbeit findet er »nicht seriös«.

Weil der depressive Psychotherapeut Beziehungen allgemein hoch einschätzt, liegen ihm Theorien besonders, die das Behandlungstechnische im Vergleich zu einer guten Beziehung zum Patienten für weniger wichtig halten. Er verliert aus dem Blick, daß eine gute Beziehung zum Patienten eine wesentliche *Voraussetzung* therapeutischer Arbeit ist und nicht die Arbeit selbst. Dem Patienten mutet er wenig eigene Anstrengung zu. Er »füttert« ihn mit Interventionen und ist eher beunruhigt, wenn der Patient zwischen den Stunden selbst etwas herausfindet.

Solche Tendenzen können kontrolliert werden, wenn der Therapeut seine Einstellung nicht zu sehr ideologisch untermauert; es gibt aber Therapeuten, die ihre depressive Ideologie über alles stellen. Je weniger ein Therapeut ausgebildet ist, um so größer ist die Gefahr, daß er sich von unreflektierten Ideologien leiten läßt. Liebe soll Arbeit ersetzen. Liebe kann heilen, meint der depressiv strukturierte Therapeut, ohne daß man strukturierend und gestaltend eingreifen muß.

Wenn Depressive sich erschöpft, ausgelaugt, gehetzt oder einfach nur überanstrengt fühlen, führen sie das oft auf »zuviel Arbeit« zurück. Diese einfache Erklärung ist angenehm, trifft aber nicht immer zu; zumindest nicht als einzige Erklärung.

Natürlich kann zwischen dem Leistungsvermögen und den Anforderungen, die an ein Individuum gestellt werden, eine Diskrepanz bestehen, die dazu führt, daß zuviel Zeit für die Arbeit und zuwenig für die Erholung verwendet wird. Da es dem depressiv strukturierten Menschen an Initiative fehlt, muß er sich mehr als andere zur Arbeit zwingen, was an und für sich schon anstrengt. Depressive neigen aber auch dazu, sich mehr Arbeit aufzuladen, als sie müßten, weil sie irrigerweise annehmen, sie würden wegen ihrer Arbeitsleistung geliebt. Arbeitsleistung kann aber lediglich anerkannt oder vielleicht auch bewundert werden; sie führt nicht dazu, daß der Mensch geliebt wird, der eine große Arbeitsleistung erbringt.

Dem Depressiven ist es auch wichtig, gebraucht zu werden. Depressive erzählen von ihrer Arbeit klagend, aber mit heimlichem Stolz. Die Tatsache, daß sie viel Arbeit haben, weist darauf hin, daß sie gebraucht werden. Dieser heimliche Stolz kann aber nur erlebt werden, solange der Depressive den Leistungsanforderungen gerecht wird. Tut er das nicht mehr, macht er sich Vorwürfe oder schiebt die Verantwortung auf den, der ihm die Arbeitsaufgaben stellt. Natürlich kann etwas daran sein. Mitarbeiter, die Arbeit widerspruchslos übernehmen, werden oft mehr als andere mit zusätzlichen Aufgaben betraut, so daß die Arbeitsbelastung objektiv größer ist als bei anderen. Es kann aber auch sein, daß der Depressive bei gleicher Arbeitszeit und Arbeitsproduktivität am Abend erschöpfter ist als andere. Mit diesem Vergleich konfrontiert der Depressive sich ungern. Die Unterschiede versucht er sich dadurch zu erklären, daß andere eben nicht so gründlich, aufmerksam oder engagiert arbeiten wie er. Auch vermeidet der depressiv Strukturierte, seine Arbeitsergebnisse mit denen anderer zu vergleichen. Bei dem Vergleich könnte ja herauskommen, daß andere effektiver arbeiten. Zu dieser Erkenntnis käme es dann, wenn der Vergleich sowohl Quantität als auch Qualität der Arbeitsleistung berücksichtigen würde. Allerdings wird das Engagement eines depressiv strukturierten Menschen oft auch von Kollegen, Vorgesetzten oder Mitarbeitern honoriert, und man sagt ihm, er solle nicht so viel arbeiten, um sich nicht im Dienste der Firma zu überarbeiten.

Auch längere Präsenz am Arbeitsplatz spielt oft eine Rolle. Viele Depressive verlassen das Büro als letzte. Wenn sie nicht allzu große Schwierigkeiten haben, morgens aus dem Bett zu kommen, sind sie früh am Arbeitsplatz und arbeiten Liegengebliebenes auf. Nach Büroschluß stehen sie, weil sie eben noch da sind, für unerwartete Arbeitsaufgaben zur Verfügung. Deshalb sieht man oft darüber hinweg, daß ein depressiv Strukturierter ineffizient arbeitet und längere Zeit braucht, um bestimmte Aufgaben zu bewältigen.

Am besten kommen depressiv Strukturierte dort zurecht, wo die Arbeitsaufgaben genau definiert sind, was ihre Qualität, aber auch was den Zeitaufwand angeht. Sie können sich sonst schnell überfordern. Besonders schwer fällt es depressiv strukturierten Personen, ihre Arbeitsaufgaben in eine Rangordnung zu bringen. Für sie häuft sich die Arbeit gleichsam zu einem großen Berg, der sie zu erdrücken droht.

Im Unterschied zum Zwanghaften ist der Depressive kein Perfektionist, der seine Arbeitsergebnisse immer noch optimieren und auf Richtigkeit prüfen muß. Er hat aber eine Idealvorstellung davon, wie sein Arbeitsergebnis aussehen müßte und fühlt sich verpflichtet, dieser Idealvorstellung zu genügen; meist ohne sie erreichen zu können. Er wird dann das Gefühl haben, die Qualität seiner Arbeit reiche nicht aus, wofür er allerdings meist die Umstände verantwortlich macht.

Wie alle Persönlichkeitsstrukturen können sich die depressive und die zwanghafte Struktur miteinander kombinieren. Die Idealvorstellungen des Depressiven und der Perfektionismus des Zwanghaften, der im wesentlichen auf eine Angst vor Chaos und auf die Befürchtung zurückzuführen ist, Fehler zu machen, kombinieren sich dann. Depressiv-Zwanghafte Menschen bleiben oft länger kompensiert als nur depressiv Strukturierte, weil die allgemeine Tendenz des Depressiven zur Entgrenzung durch die Tendenz des Zwanghaften kompensiert wird, Grenzen zu setzen.

Narzißtische Struktur und Arbeitsverhalten

Die narzißtische Persönlichkeitsstruktur ist in mancher Hinsicht ein Gegenstück der depressiven. Bei ihr findet sich eine hohe Bewertung des eigenen Selbst und eine Abwertung der Objekte in deren Personalität. Ausdrücke wie: »Menschenmaterial«, »Personalbestand«, »Krankengut« und ähnliche mögen auch von Menschen angewandt werden, die keine narzißtische Struktur haben – in bestimmten, begrenzten Zusammenhängen und oft mit entschuldigenden oder abschwächenden bzw. modifizierenden Äußerungen wie »in Anführungszeichen«. Bei einem Menschen mit narzißtischer Struktur entsprechen sie seinem Menschenbild und der Art seines Umgangs mit Menschen.

Die hohe Einschätzung des eigenen Selbst, die zur Überschätzung führt, macht Konfrontationen mit der Realität gefährlich; geschehen sie und werden die Selbstüberschätzungen in Frage gestellt, kommt es zum Selbsthaß. Besteht außerdem ein depressiver Strukturanteil, sind Depressionen häufig, weil der Selbsthaß in depressiver Form verarbeitet wird, damit er nicht in seiner ursprünglichen Form bewußt wird; der depressive Affekt wird leichter ertragen als die Verachtung, die im Selbsthaß liegt.

Daß ein narzißtischer und ein depressiver Strukturanteil nebeneinander bestehen können, erscheint nach dem eingangs Gesagten widersprüchlich. Tatsächlich kommt es aber vor, und zwar meist in der Weise, daß einmal mehr der eine und einmal mehr der andere Persönlichkeitsanteil im Vordergrund steht. Auch kann jemand, der depressiv erscheint und sich Selbstvorwürfe macht, wenn in der Arbeit etwas schiefgegangen ist und er seine Leistungsfähigkeit eher ab- als überbewertet, sich doch durch moralische Überlegenheiten ausgezeichnet fühlen; jemand, der sich moralisch verurteilt, kann daneben und heimlich oder auch unbewußt der Ansicht sein, daß seine großen intellektuellen Fähigkeiten seine moralische Verwerflichkeit ausgleichen, oder er kann alle moralischen Grundsätze über Bord werfen und in einem hypomanen Zustand narzißtische Größenphantasien genießen. Im übrigen kann es auch narzißtischen Gewinn bringen, »der größte Sünder« zu sein: einmal durch die Einzigartigkeit des größten Sünders, zum anderen, weil er sich mit seinem Sündig-Sein im Unterschied zu anderen konfrontiert.

Ein narzißtisch-depressiv strukturierter Mensch kann sich für genial, aber gescheitert halten und sich das Scheitern vorwerfen. Aus seinen großen Talenten hat er nichts gemacht. Er war zu faul, zu genießerisch, zu ängstlich. Gerade narzißtisch-depressiv strukturierte

Menschen blicken auch dann auf ihr Leben als gescheitert zurück, wenn sie große äußere Erfolge aufzuweisen haben – es hätte doch viel mehr sein sollen, ihre überragende Begabung hätten sie ganz anders nutzen müssen.

Manche narzißtisch-depressiven Menschen halten an ihren Erfolgen anklammernd fest, um nicht depressiv zu werden. In eintöniger Weise kommen sie immer wieder auf ihre Erfolge zurück. Narzißtisch-depressive Schauspieler berichten über ihre Bühnenerfolge und die hervorragenden Filme, die sie gedreht haben, narzißtisch-depressive Unternehmer erzählen, wie sie in einer wirtschaftlichen Flaute ihre Angebotspalette ergänzten und so der Konkurrenz wieder einmal voraus waren.

So strukturierte Menschen nehmen sich selbst das Altern übel, ihnen dürfte es eigentlich nicht passieren. Die Anzeichen des Älterwerdens sind für sie Anlaß für depressiv verarbeiteten Selbsthaß. Der Selbsthaß der narzißtischen Menschen erscheint übersteigert, ist aber in seinen Grundzügen nachvollziehbar, wenn auch oft nicht nachfühlbar. Rein depressive Selbstvorwürfe erscheinen von vornherein unrealistisch. Beim narzißtischen Selbsthaß wird seine Basis, die Selbstüberschätzung, deutlich, was im Beobachter ein Gefühl der Verachtung hervorrufen kann, während man eher bereit ist, jemanden zu trösten, der sich ungerechtfertigt beschuldigt.

Der primäre Krankheitsgewinn einer depressiven Verarbeitung von Selbsthaß liegt darin, daß der Betreffende sich nicht mit dem ursprünglichen, destruktiven, narzißtischen Selbsthaß konfrontieren muß, sondern mit dessen oft leichter erträglichen depressiven Verarbeitungen. Freilich können auch depressive Selbstvorwürfe zur Selbstdestruktion führen. Der narzißtische Mensch suizidiert sich, weil er sich entwertet fühlt und haßt, der depressive Mensch suizidiert sich, weil er die Selbstvorwürfe nicht mehr aushalten kann. Die Kombination der narzißtischen und der depressiven Struktur ist häufig und bleibt oft unverstanden.

Narzißtisch strukturierte Menschen sind in ihren Denkabläufen auf den ersten Blick meist unauffällig. Auffälliger ist, woran sie denken und wie sie den Stellenwert von Phänomenen einschätzen, mit denen sie umgehen, während die Qualität der Denkabläufe meist eher von anderen Strukturanteilen bestimmt wird, die neben dem narzißtischen Anteil vorhanden sind, etwa zwanghafte oder hysterische.

Weil narzißtisch strukturierte Menschen die Tätigkeit anderer unterschätzen und das, was sie selbst tun, überschätzen, liegt es ihnen nicht, auf den Arbeitsergebnissen anderer aufzubauen und sie weiterzuentwickeln. Sie streben auch dann nach einem neuen, eigenen Ansatz, wenn die Berücksichtigung der Arbeitsergebnisse und der Konzeptualisierungen anderer zu besseren eigenen Arbeitsergebnissen führen könnten.

Bezüglich der Motivation dafür unterscheiden sie sich von den Schizoiden, bei denen man ähnliches beobachten kann. Der Schizoide möchte seine Individualität gegenüber anderen betonen und sucht deshalb nach neuen Ansätzen. Macht er sich mit den Arbeitsergebnissen anderer zu sehr vertraut, hat er Angst, seine eigene Individualität zu verlieren, was sogar dazu führen kann, daß er Schwierigkeiten hat, Publikationen anderer zu lesen und das Gelesene in sich aufzunehmen. Was von anderen kommt, könnte ihn ja von innen heraus besetzen und seine Individualität zerstören. Der narzißtische Mensch unterläßt es, sich mit den Arbeitsergebnissen anderer vertraut zu machen, weil er sie für unbedeutend hält und der Meinung ist, es könne nur weitergehen, wenn ein völlig neuer Weg eingeschlagen wird.

Daraus entstehen bei entsprechender Begabung unter Umständen neue, fruchtbare Ansätze; es kann aber auch sein, daß der narzißtisch strukturierte Mensch, etwa in der Forschung, längst Bekanntes neu gefunden zu haben glaubt.

Die angestrebte Unabhängigkeit des Denkens narzißtisch strukturierter Forscher wird also nicht deshalb gewollt, weil sie fürchten, die Beschäftigung mit den Denk- und Forschungsergebnissen anderer könne ihre Individualität vernichten. Sie ergibt sich vielmehr aus der geringen Bewertung dieser Forschungsergebnisse. Daß der narzißtisch strukturierte Mensch sich selbst über- und andere unterbewertet, hat bei der Entstehung der narzißtischen Struktur in der Kindheit etwas damit zu tun, daß die Objekte als übermächtig erlebt werden und deshalb in ihrer Bedeutung bagatellisiert werden müssen. Es kann aber auch sein, daß sie von vornherein zu wenig in Erscheinung treten, so daß sie von daher keine Bedeutung erlangen.

Dem Erleben des Schizoiden ist es näher, daß Objekte bedeutsam sein können. Er möchte mit ihnen verschmelzen oder hat Angst, zu sehr mit ihnen zu verschmelzen. Dem narzißtisch Strukturierten können dagegen entpersönlichte Objekte wichtig sein, die er gleichsam in sein Selbstbild integriert und dann ähnlich wichtig werden wie ein Arm oder ein Bein, die Augen oder die Ohren. Ein narzißtischer Mensch kann recht hilflos dastehen, wenn seine »rechte Hand« kündigt, krank wird oder stirbt. Darauf komme ich weiter unten noch zurück.

Es gibt mehr narzißtische und depressive Weltanschaungen. Man kann sich das an den verschiedenen Erscheinungsformen des Christentums deutlich machen. Im Mittelalter vermittelte das Christentum eine depressive Weltanschauung. Der Mensch war nichts gegenüber der Gottheit. Die Bedeutung eines Menschen konnte sich aber daraus ergeben, daß er mit der Gottheit in Einklang war oder sie auf Erden repräsentierte (»Kaiser von Gottes Gnaden«).

Die Reformation stellte den Menschen in seiner Verantwortung gegenüber Gott in den Mittelpunkt. Der Mensch konnte die religiöse Wahrheit unmittel-bar aus der Bibel beziehen und interpretieren. Die Interpretation von Bibeltexten wurde ein wesentlicher Bestandteil religiöser Praxis. Narzißtische Bedürfnisse der Vertreter Gottes auf Erden wurden durch die herausgehobene Stellung von Pastoren in der Gemeinde und durch die große Bedeutung der Predigt befriedigt. Einer Gemeinde kann es wichtig sein, einen guten Prediger zu haben, auf den man stolz sein kann. Gleichzeitig wurden depressive Bedürfnisse durch die Vorstellung befriedigt, immer auch von der Gnade Gottes abhängig zu sein.

In der Renaissance wurde der Mensch, unabhängig von Gott, in den Mittelpunkt gestellt. Es wurde wesentlich, ob er sein Leben auf Erden genießen konnte, auf das Jenseits war er weniger ausgerichtet; hier handelt es sich um eine eher narzißtische Weltanschauung.

Ähnlich wie der Schizoide stellt der narzißtisch strukturierte Mensch die »Sache« in den Mittelpunkt. Das gibt ihm die Möglichkeit zu begründen, warum er Menschen entpersonalisieren »muß«. Der narzißtische Mensch kann als Begründung für sein Tun anführen, daß seine Arbeit der Menschheit nützt. Im Grunde ist das aber eine Rationalisierung.

Der narzißtisch strukturierte Mensch kann im Arbeitsprozeß Ausgezeichnetes leisten. Bei entsprechender Begabung kommen narzißtisch strukturierte Menschen gar nicht selten in hohe Positionen; auf die Probleme bei der Führung von Mitarbeitern werde ich weiter unten eingehen. Die mangelnde Berücksichtigung der Arbeitsergebnisse anderer kann allerdings zu Fehlplanungen und zu unnützer Arbeit führen.

Als Psychotherapeuten können narzißtisch strukturierte Menschen sehr effektiv arbeiten, wenn sie es verstehen, eine scheinbar personale Beziehung zum Patienten manipulativ herzustellen. Die Patienten nehmen dann nicht wahr, daß sie dem Therapeuten als Personen unwichtig sind. Gerade daß sie sich auf Beziehungen nicht eigentlich einlassen, sondern in jeder, auch scheinbar nahen Beziehung innerlich distanziert bleiben, ermöglicht ihnen Beobachtungen, die sie nutzen können, um eine Beziehung manipulativ zu beeinflussen. Die Vorstellung des Patienten, daß der narzißtisch strukturierte Therapeut ihn achtet und liebt, kann sich förderlich auswirken. Entdeckt der Patient aber die tatsächliche Einstellung, kann er die Therapie abbrechen wollen.

Narzißtische Therapeuten beenden Therapien, wenn es sie kränkt, daß eine Therapie keine großen Fortschritte bringt, die das eigene Selbst des Therapeuten aufwerten könnten. Er hat die oft unreflektierte Vorstellung, jeder therapeutische Fortschritt hinge letztendlich nur von ihm ab. In einem zweiten Schritt wird der Patient entwertet, der bei einem so großartigen Therapeuten in Behandlung ist und dennoch keine ausreichenden Fortschritte macht.

Daß sie ihren eigenen Anteil beim Therapieerfolg überschätzen, hindert die nazißtischen Therapeuten daran, die Ressourcen des Patienten hinreichend zu berücksichtigen und dazu beizutragen, daß sie mobilisiert werden.

Was bisher über die Arbeit des Therapeuten gesagt wurde, wirkt sich auch bei der Mitarbeiterführung aus. Die Fähigkeit vieler narzißtischer Chefs, Menschen zu manipulieren, kommt ihnen bei der Mitarbeiterführung zunutze, wenn es ihnen gelingt zu verbergen, daß sie an ihren Mitarbeitern letztlich kein personales Interesse haben. Mitarbeiter sind für sie »Figuren« auf bestimmten Positionen, wie die Figuren auf einem Schachbrett. Mit den Figuren »spielen« sie. Haben sie einen ihrer Mitarbeiter oder mehrere gleichsam in ihr Selbstbild integriert, werden diese unentbehrlich, bleiben aber gleichwohl austauschbar. Erleidet ein Mitarbeiter Mißerfolge, zum Beispiel, wenn er mit einem Vortrag auf einem Kongreß oder vor der Industrie- und Handelskammer schlecht ankommt, kann es sein, daß der Chef ihn »wie eine heiße Kartoffel« fallen läßt, er ist dann für ihn »gestorben«. Er versucht dann offen und latent, ihn hinauszuekeln. Es ist aber auch möglich, daß er die Kritiker seines Mitarbeiters für inkompetent erklärt; besonders dann, wenn er den Vortrag vorher gelesen hat und hinter den Aussagen stand.

Wenn Mitarbeiter von ihm wie ein Arm oder ein Bein oder wie eine Verlängerung seines Armes erlebt werden, kann ihn das daran hindern, sich die Ressourcen seines Mitarbeiters zunutze zu machen, ähnlich wie ich das für die Tätigkeit des Psychotherapeuten beschrieben habe.

Einschränkungen der eigenen Leistungsfähigkeit, wie sie mit dem Alter kommen, versucht der narzißtische Chef zu leugnen oder zu rationalisieren. Tut er letzteres, geschieht dies meist in der Weise, daß er Veränderungen im Umfeld verantwortlich macht. Die Verhältnisse an der Universität haben sich dann verschlechtert, Beurteilungsgremien bei den Drittmittelgebern sind von inkompetenten Leuten besetzt. Bei Industrieunternehmen ist es die veränderte Marktlage, die nicht vorauszusehen war und jetzt den wirtschaftlichen Erfolg des Unternehmens gefährdet. Daß der Chef nicht mehr wie früher in der Lage ist, sich auf Veränderungen der Marktlage flexibel einzustellen, wird geleugnet. Junge Mitarbeiter wären dazu vielleicht imstande, deren Vorschläge werden aber unterbewertet und deshalb nicht genutzt.

Dem narzißtisch strukturierten Chef fehlt es an dem generativen Streben, das E. H. Erikson (1973) beschrieben hat. Das generative Streben eines Chefs kann sich darin äußern, daß er die eigenständige Entwicklung seiner Mitarbeiter fördert und es dabei in Kauf nimmt, daß sie manches anders machen, als er es gemacht hätte.

Narzißtisch strukturierten Chefs fällt es meist auch schwer, von den Mitarbeitern zu lernen. Eigentlich muß ein solcher Chef alles selber wissen und können. Weil sie die Jüngeren abwerten müssen, können sie ihnen nicht zutrauen, das, was sie bisher selbst getan haben, ebensogut oder besser zu machen.

Mitarbeiter mit einer narzißtischen Persönlichkeitsstruktur haben Schwierigkeiten mit der Kooperation auf gleicher Ebene. Sie halten sich insgesamt für besser als die anderen, was natürlich aversive Reaktionen hervorrufen kann, wenn es ihnen nicht gelingt oder sie es nicht für nötig halten, diese Einschätzung zu verbergen. Wo eine gute Kooperation mit anderen für den Karriereerfolg unentbehrlich ist, scheitern sie dann. Die große Kränkbarkeit narzißtisch strukturierter Menschen, die mit ihrer Selbstüberschätzung zusammenhängt, bewirkt, daß sie konstruktiv gemeinte Kritik als destruktiv erleben und deshalb nicht nutzen können.

Identifiziert sich ein narzißtischer Mitarbeiter mit einem bewunderten Chef, kann dies bedeuten, daß er ihn an die Stelle des Ich-Ideals setzt und eigene Ziele zurückstellt. Von der Zustimmung des Chefs und seinem Lob ist er dann abhängiger als andere. Ein Lob des Chefs kann ihn in einen narzißtischen Erregungszustand versetzen, in dem er »abzuheben« droht. Oft läßt er es dann auch die Kollegen fühlen, daß er als besonderer Liebling des Chefs mehr zu sagen und zu beanspruchen habe. Eine Kritik des Chefs kann ihn in den Selbsthaß treiben, der bei einer Kombination mit depressiven Verarbeitungsmodi zu einer Depression führen kann, die seine Arbeitsfähigkeit einschränkt.

Karriereerfolg haben meist solche narzißtisch strukturierten Menschen, die es verstehen, nach außen hin eine kooperative Fassade aufzurichten, hinter der sie sich »ihren Teil denken«. Allerdings kann dies dazu führen, daß sie unwahrhaftig wirken. Die Selbstüberschätzung »guckt ihnen aus allen Knopflöchern«, auch wenn sie sich bescheiden geben. Auf mittleren Positionen der Karriereleiter haben sie ähnliche Schwierigkeiten, wie ich es für die Chefs beschrieben habe, die sich hier aber mit den Schwierigkeiten der Beziehung zum Chef kombinieren.

Wie für alle charakterbedingten Arbeitsschwierigkeiten gilt bei den narzißtisch strukturierten Menschen, daß eine besondere Begabung manches ausgleichen kann. Bei mittlerer Begabung ist die durchschnittliche Karriereprognose narzißtischer Menschen eher schlecht; vor allem auch deshalb, weil Mißerfolge, die sich aus ihren interpersonellen Problemen ergeben, oder solche, wie sie bei jedem Menschen auftreten können, ihre Arbeitsfähigkeit entscheidend beeinträchtigen.

Zwanghafte Struktur und Arbeitsverhalten

Die Grundbefürchtung des zwanghaften Menschen ist, daß in seiner Umwelt unkontrollierbare Konflikte ausbrechen, die im Chaos enden. Sein abgewehrtes inneres Chaos projiziert er nämlich auf die Außenwelt. Der Zwanghafte versucht, Ordnung in seiner Umgebung herzustellen; Ansätze von Unordnung bekämpft er.

Was miteinander in Berührung kommt, kann miteinander in Konflikt geraten. Deshalb setzt der Zwanghafte in seinem Denken den Abwehrmechanismus »Isolierung aus dem Zusammenhang« ein. Das führt im Extremfall dazu, daß Zwangsgedanken auftauchen, die aus ihrem unbewußten Motivationszusammenhang gelöst sind. Sie erscheinen dem Zwanghaften selbst unverständlich. Zum Beispiel taucht der Impuls auf, das geliebte, aber unbewußt abgelehnte eigene Kind mit einem Messer zu verletzen; ein Gedanke, der den Zwanghaften erschreckt und ihm fremd vorkommt.

Die Angst davor, es könne etwas passieren oder er könnte einen Fehler gemacht haben, bringt den Zwanghaften dazu, Kontrollrituale auszuführen, zum Beispiel, indem er mehrfach kontrolliert, ob er eine Tür abgeschlossen hat. Er ist seiner selbst nicht sicher. Durch den Einsatz des Abwehrmechanismus »Isolierung aus dem Zusammenhang« verliert sein Handeln an erlebter Kontinuität. Wessen er sich eben sicher war, daran zweifelt er nun. Manche zwanghafte Personen befürchten, sich oder andere mit Bakterien zu infizieren: Im ersteren Fall wird ein aggressiver Impuls in die Umwelt projiziert, im letzteren wird der Impuls in eine Befürchtung umgewandelt.

Das Denken des Zwanghaften ist oft dadurch charakterisiert, daß sein Denken vom Affekt getrennt ist. Man spricht von einer Isolierung vom Affekt. Damit möchte der Zwanghafte unbewußt erreichen, daß Emotionen, die »Unordnung« erzeugen könnten, keinen Einfluß auf sein Denken und in dessen Folge sein Handeln ausüben können.

Die Isolierung aus dem Zusammenhang bewirkt, daß der Zwanghafte Schwierigkeiten damit hat, Wesentliches vom Unwesentlichen zu unterscheiden. Um dies tun zu können, sind ja Vergleiche nach bestimmten Kriterien nötig. Was nur isoliert betrachtet wird, kann nicht verglichen werden. Außerdem fürchtet der Zwanghafte, etwas von ihm als unwesentlich Beurteiltes könne sich plötzlich als wichtig herausstellen; er könne einen Fehler begehen, wenn er etwas vernachlässigt.

Im Umgang mit Arbeit macht sich der Denkstil des Zwanghaften vielfältig bemerkbar. Es wird nach Systematik, Ordnung und Vollständigkeit gestrebt. Details werden erfaßt, Zusammenhänge hingegen nicht oder nur teilweise. Man sagt, daß jemand den Wald vor lauter Bäumen nicht sieht. Entscheidungen werden hinausgeschoben, weil eine absolut sichere und zutreffende Entscheidung nicht getroffen werden kann. Der Zwanghafte sucht nach der einzig »richtigen« Entscheidung. Der Schaden, der durch die Verzögerung entsteht, ist dann oft größer als der Schaden, den eine nicht optimale Entscheidung verursachen könnte.

Will der Zwanghafte sich einen Lernstoff aneignen, der in einem Lehrbuch vorhanden ist, »muß« er auch das lernen, was in den Fußnoten steht. Viele Zwanghafte haben deshalb Angst vor dicken Lehrbüchern. Was andere lesen, um die Zusammenhänge besser zu verstehen, nicht weil sie sich den gesamten Inhalt des Buches einprägen möchten, muß sich der Zwanghafte im Detail aneignen. Der Zwanghafte kann dicke Lehrbücher aber auch vorziehen, um eine Vollständigkeit seines Wissens zu erreichen. An ihnen scheitert er dann, oder er benötigt dysfunktional viel Zeit.

Seine eigene Tendenz zu zweifeln überrennt der Zwanghafte oft durch einen apodiktischen Stil des Urteilens. Eigentlich müßte er zweifeln, ob etwas gut oder schlecht ist und dann eventuell zu dem Ergebnis kommen, daß es in manchen Aspekten gut, in anderen schlecht ist. Das könnte er schwer aushalten, weil ein solches Ergebnis ihm unsicherer vorkäme als ein ganz eindeutiges. Für zwanghafte Juristen ist jemand ein Verbrecher oder nicht, schuldig oder unschuldig, während andere zwanghafte Juristen Schwierigkeiten haben, zu einem Urteil zu kommen, weil sie einmal nur die guten und einmal wieder nur die bösen Aspekte des Angeklagten sehen.

Im Studentenunterricht konnte ich immer wieder beobachten, daß zwanghafte Studenten fragten, was aus der Sicht eines Psychotherapeuten gesund oder krank sei. Die Antwort, daß es wie in der somatischen Medizin kontinuierliche Übergänge gibt, etwa zwischen noch normalem und schon erhöhtem Blutdruck, beunruhigte sie.

In geringerer Ausprägung kann der Arbeitsstil des Zwanghaften in bestimmten Berufen angebracht sein. Es gibt natürlich Berufe, bei denen es sehr darauf ankommt, Ordnung oder Sauberkeit herzustellen oder zu erhalten.

Im zwischenmenschlichen Umgang neigt der Zwanghafte dazu, entweder zu dominieren oder sich unterzuordnen. Dann »hat alles seine Ordnung«. Eine Kooperation auf gleicher Ebene fällt dem Zwanghaften schwer. Es soll klar sein, wer bestimmt, was zu tun ist. Die Tendenz, zu dominieren oder sich zu unterwerfen, hat Bezug zur sadistischen und masochistischen Perversion. Das Sich-Unterwerfen kann ebenso wie das Dominieren als lustvoll empfunden werden.

Als Chef ist der Zwanghafte Neuerungen gegenüber skeptisch, obwohl er Spaß an skurrilen oder ausgeflippten Typen haben kann, die er sich, wenn er einen großen Betrieb führt, gelegentlich als eine Art Hofnarren hält. Sie dürfen nur nicht zuviel Einfluß erlangen – ähnlich wie der Zwanghafte in seiner Wohnung manchmal eine Schublade oder einen Schrank hat, wo es chaotisch aussieht und wo sich in begrenztem Raum die latente Tendenz des Zwanghaften manifestiert, Chaos zu erzeugen.

Die Tendenz zu konservativen Ansichten und Verhaltensweisen – was sich verändert, kann im Chaos enden – bremst den Fortschritt in einem vom Zwanghaften geleiteten Betrieb und schränkt die Adaptationsfähigkeit an das Umfeld ein – bei einem kommerziellen Betrieb etwa die Anpassung an den Markt. Die wissenschaftliche Produktivität einer von einem Zwanghaften geleiteten Institution kann unter seiner Übervorsicht leiden. Andererseits sind die erreichten Ergebnisse meist zuverlässig und gesichert.

Extrem Zwanghafte kommen aber wegen der Arbeitsstörungen, die ihre Produktivität einschränken, selten in leitende Positionen. Sie sind in den unteren Chargen auch deshalb überrepräsentiert, was man zum Beispiel bei Verwaltungsbeamten beobachten kann.

Phobische Struktur und Arbeitsverhalten

Während der Zwanghafte seine innere Willkür, sein inneres »Sodom und Gomorrha« auf die Umwelt projiziert und dort dann Ordnung und Sauberkeit herzustellen versucht, überläßt es der phobisch Strukturierte anderen, darauf zu achten, daß er selbst nichts Willkürliches tut. Er schließt sich an sogenannte Schutzpersonen oder äußere steuernde Objekte (KÖNIG 1981) an. Ohne solche Schutzpersonen machen ihm Impulse, etwas zu tun, Angst. Der flapsige Spruch: »Wenn ich einen Drang verspüre zu arbeiten, setze ich mich ganz schnell in eine Ecke und warte, bis er wieder vorüber ist« könnte sich auf phobisch strukturierte Menschen beziehen. Im Unterschied zum Depressiven verspürt ein Mensch mit einer phobischen Struktur durchaus den Impuls, etwas zu tun. Der Impuls macht ihm aber Angst und wird deshalb oft nicht ausgeführt. Phobische Arbeitsstörungen sind von depressiven mit ihrem Initiativmangel schwer zu unterscheiden, wenn man nicht gründlich nachfragt.

Von einem phobischen Denkstil im inhaltlichen Sinn kann man eigentlich nicht sprechen. Ähnlich wie beim Depressiven findet man einen Mangel an Initiative, der freilich eine andere Ursache hat: Impulse, etwas zu tun, treten auf; sie erzeugen aber bewußte Angst, die freilich nicht immer prägnant wahrgenommen wird. Viele phobisch Strukturierte sprechen im Zusammenhang mit ihrer Denkhemmung von Depression, womit Laien ja gern jede Emotion und jedes Befinden bezeichnen, die sie sich nicht erklären können. Manchmal beschreiben phobisch Strukturierte nur ein diffuses Gefühl des Unbehagens. In Abwesenheit steuernder Objekte macht sich so eine Denkhemmung bemerkbar, die auf den ersten Blick der des Depressiven ähnelt. Der Depressive spürt aber keinen Antrieb zu denken, während Menschen mit einer phobischen Struktur Angst haben zu denken.

Tatsächlich befürchtet der Phobiker, daß er sich sozial inadäquat verhalten könnte. Ein Mangel an Selbstvertrauen, der daraus entsteht, daß ihm schon als Kind entweder zuwenig Raum für eigenes Tun gelassen oder das Kind im Gegenteil in seiner Selbständigkeit überfordert wurde (KÖNIG 1981), hindert den phobischen Menschen daran, altersentsprechende Sozialerfahrungen zu machen. Deren Fehlen schränkt sein Selbstvertrauen weiter ein.

Phobisch strukturierte Menschen lassen sich meist gerne leiten, auch wenn sie latent dagegen protestieren möchten, sich »gängeln« zu lassen. Der Protest kommt oft erst während einer psychoanalytischen Therapie an die Oberfläche. Phobisch strukturierte Menschen können gut arbeiten, wenn es ihnen gelungen ist, die entsprechenden Kompetenzen zu erwerben, was ja oft während eines Studiums geschieht, in dem die Alma mater die Funktion eines steuernden Objekts übernimmt, sofern nicht andere Strukturanteile ihre Arbeitsfähigkeit beeinträchtigen.

Bei manchen dieser Menschen müssen die steuernden Objekte anwesend sein, bei anderen genügt es, wenn den steuernden Objekten von Zeit zu Zeit über die eigene Tätigkeit berichtet wird.

Phobisch strukturierte Personen sind meist gute Zweite. Gute Erste sind sie nur dann, wenn es ihnen gelingt, sich von ihren Untergebenen beraten zu lassen und ihnen von Zeit zu Zeit über die eigene Arbeit berichten. Phobisch Strukturierte sind als Chefs meist beliebt. Sie gelten als demokratisch und kooperativ.

Bei phobisch Strukturierten kann man auch beobachten, daß sie ihre Lebenspartner als »steuernde Objekte« nutzen. So hörte ich von dem Leiter eines Forschungsinstituts, daß er, wenn er zu Hause arbeite, darauf angewiesen sei, daß seine Frau im Nebenzimmer saß und strickte. Die Frau verstand nichts von seinem Arbeitsgebiet, sie hatte einen ganz anderen Beruf, ihre reine Anwesenheit genügte. Phobisch strukturierte Menschen arbeiten oft auch besser in Bibliotheken als zu Hause, obwohl sie die anderen in der Bibliothek Anwesenden nie um Rat oder um Überprüfung ihrer dort geleisteten Arbeit bitten. Diese Art von steuernden Objekten ist von ihrer realen Funktion abgelöst. Es genügt die Anwesenheit anderer Menschen, die man eventuell fragen könnte.

Weil phobisch Strukturierte Angst haben, die Beziehung zu einem steuernden Objekt zu stören, haben sie eine Tendenz zur Harmonisierung, die sich positiv darin äußern kann, daß sie gute Vermittler sind; negativ darin, daß Konflikte, die geklärt und ausgetragen werden müßten, von ihnen »unter den Teppich gekehrt« werden. Kommen die Konflikte dann doch zum Ausbruch, suchen sie vielleicht Rat bei Kollegen außerhalb der Institution oder sie engagieren einen professionellen Berater, der in die Institution kommt und die Konflikte bearbeiten hilft. Weniger als die Zwanghaften haben sie die Tendenz, selbst »Ordnung zu schaffen«.

Nachwuchskräfte können sich unter der Leitung eines phobisch strukturierten Chefs meist gut entwickeln, da er die Tendenz hat, sich durch Mitarbeiter beraten zu lassen und nicht wie der Zwanghafte fürchtet, durch sie dominiert zu werden. Allerdings kann er ängstlich reagieren, wenn Mitarbeiter radikale Neuerungen anstreben. Er fürchtet auch, seine Mitarbeiter könnten »Unsinn« machen, wenn sie außerhalb der Institution auftreten, zum Beispiel auf Kongressen oder bei Berufsverbänden.

Kontraphobische Chefs drängen ihre Mitarbeiter oft zu selbständigem Handeln, ehe sie dazu wirklich in der Lage sind. Sie wollen ihre Mitarbeiter »zur Selbständigkeit erziehen« und enthalten ihnen Anleitung vor. Im Unterschied zum phobisch strukturierten Chef wollen sie sich von ihren Mitarbeitern unabhängig fühlen und verlangen Unabhängigkeit auch von ihnen. Die Entwicklung einer kontraphobischen Struktur hat ja etwas damit zu tun, daß Angst-Haben und Unselbständig-Sein als kränkend erlebt werden. In diesem Zusammenhang führe ich gerne das Beispiel eines Nachtwächters mit Dunkelangst an. Er wollte sich der Angst aussetzen, die er in der Dunkelheit erlebte; seine latente Tendenz, sich leiten zu lassen, drückte sich aber darin aus, daß er auf seinen nächtlichen Rundgängen einen Schäferhund mitnahm.

Hysterische Struktur und Arbeitsverhalten

Bei der hysterischen Struktur gibt es verstärkt Geschlechtsunterschiede. Zwar prägen sich auch andere Strukturen bei Männern und Frauen unterschiedlich aus, was neben anderem mit unterschiedlichen sozialen Erwartungen an Männer und Frauen zusammenhängt. Aber erst in der ödipalen Entwicklungsphase, in der die hysterische Struktur entsteht, werden die Geschlechtsunterschiede zentral. Es geht um prägende Beziehungen zum Vater als Mann und zur Mutter als Frau. Auf diese Unterschiede werde ich weiter unten zurückkommen, wenn es um das Verhalten in Beziehungen geht. Zunächst aber einiges zu den gemeinsamen Merkmalen.

Menschen mit einer hysterischen Struktur scheinen sich für vieles zu interessieren, ja zu begeistern. Ihr Interesse flaut aber früher ab als bei anderen. Das drückt sich darin aus, daß sie vieles beginnen, ohne es zu Ende zu führen. Menschen mit einer hysterischen Struktur sind oft gute Initiatoren, brauchen aber die Zusammenarbeit mit anderen, um ein Projekt zu Ende zu führen. F. Riemann (1976) stellt in dem Buch *Grundformen der Angst* dem Kapitel über die hysterische Struktur ein Zitat aus einem Gedicht von H. Hesse voran: »... denn jedem Anfang wohnt ein Zauber inne«.

Die Arbeitsproduktivität von Menschen mit einer hysterischen Struktur hängt davon ab, ob sie mit anderen kooperieren können, die von ihnen initiierte Projekte zu Ende führen. Das ist in einem Team möglich, in dem Menschen mit einer hysterischen Struktur mit anderen zusammenarbeiten. Die besten Möglichkeiten, anregen zu können, haben Menschen in leitenden Positionen. Ein Doktorvater etwa »setzt jemanden an ein Thema«. In die Position eines Doktorvaters kommt man aber in der Regel nur, wenn man vorher Projekte selbst zu Ende geführt hat. Es ist eher eine Ausnahme, daß Menschen mit einer stark ausgeprägten hysterischen Struktur in leitende Positionen gelangen, auch wenn die gut zu ihrer Persönlichkeitsstruktur passen könnten.

In ein und derselben Person kann das Hysterische durch einen zwanghaften Strukturanteil kompensiert werden. Der Ideenreichtum und die Begeisterungsfähigkeit der hysterischen Struktur können sich dann günstig auswirken. Tatsächlich findet man bei erfolgreichen Menschen in vielen Berufen eine Kombination von hysterischen und zwanghaften Strukturanteilen.

Neben dem geringen Durchhaltevermögen von Menschen mit einer überwiegend hysterischen Struktur wird ihre Arbeitsproduktivität auch durch eine große Neigung zu »spontanten Reaktionen« beeinträchtigt. Der hysterisch Strukturierte stützt seine Schlüsse und Handlungen oft voreilig auf wenige oder lückenhafte Informationen.

Ein solches Verhalten ist bei Menschen mit einer hysterischen

Struktur oft ideologisiert. Sie vertreten eine Ideologie der Spontaneität. Während der Zwanghafte vor kritischem Nachdenken oft nicht zum Handeln kommt, platzt der Hysterische mit Worten heraus oder handelt sonst unüberlegt.

Das Denken der hysterisch Strukturierten ist im Durchschnitt bildhafter als bei anderen Menschen. Dies kann man zum Beispiel an den Träumen von Patienten sehen. Die Träume enthalten eine Fülle eindrucksvoller Bilder und unübliche, oft originell wirkende Verknüpfungen dieser Bilder. Die Lockerheit von Verknüpfungen im Wachzustand kann eine produktive Originalität bewirken.

Hysterisch Strukturierte neigen dabei zu selektiven Wahrnehmungen, wobei problematische Aspekte ausgeblendet werden. So kann eine hysterische Frau überrascht sein, wenn ein Mann, der sie zu einer Tasse Kaffee auf sein Zimmer eingeladen hat, ihr »plötzlich« sexuelle Avancen macht.

Hier findet sich im übrigen ein Geschlechtsunterschied. Während hysterische Frauen die sexuellen Aspekte einer Situation oft ausblenden, phantasieren hysterische Männer Einladungen zu erotisch-sexuellem Handeln, wo keine beabsichtigt sind. Sie berücksichtigen nicht, ja denken nicht einmal, daß die mögliche Partnerin sich unter dem Ablauf eines Abends etwas ganz anderes vorstellen könnte, zum Beispiel, daß sie den Mann erst kennenlernen will. Man kann sich vorstellen, daß solche Diskrepanzen zu interpersonellen Schwierigkeiten führen; auch in einem Betrieb, etwa bei einer Betriebsfeier, und besonders dann, wenn eine hysterische Frau, die sexuelle Aspekte einer Situation ausblendet, und ein hysterischer Mann, der sexuelle Absichten unterstellt, wo sie nicht oder noch nicht vorhanden sind, aufeinandertreffen.

Hysterische Menschen sind keine Kandidaten für den Beruf des Technischen Zeichners oder des Buchhalters, eher für den Beruf des Gastronomen oder des Reiseleiters. Hysterisch strukturierte Menschen begeistern sich oft für ein bestimmtes Arbeitsgebiet, weil sie sich für einen Menschen interessieren, der auf diesem Arbeitsgebiet tätig ist. Bei hysterischen Frauen kann man beobachten, daß ihre Interessen mit den Partnern wechseln, für die sie sich interessieren. Eine Frau, die mit einem Physiker liiert ist, interessiert sich plötzlich für Physik; eine Frau, die mit einem Juristen liiert ist, interessiert sich für die Juristerei. Ist die Beziehung beendet, flaut das Interesse wieder ab und wird mit der nächsten Partnerschaft durch ein neues Interesse ersetzt.

Hysterische Männer scheinen sich durch die Interessen ihrer Freundinnen weniger beeinflussen zu lassen. Sie erwarten eher, daß ihre Freundin ihnen in ihren Interessen folgt, und rechnen es sich als Zeichen von Stärke an, wenn sie die Freundin für ihr Interesssengebiet begeistern können. Hysterische Männer neigen aber ebenso wie hysterische Frauen dazu, sich mehr durch die Art und Weise beeinflussen zu lassen, wie ein Fach an der Schule oder an der Universität vertreten wird als durch das Fach selbst.

Das kann zur verfehlten Wahl eines Studienfaches oder zu einem Wechsel des Studienfaches führen, der durch die eigene Begabung nicht gerechtfertigt ist. Auch deshalb ist es bei Studentinnen und Studenten in Studienschwierigkeiten wichtig, nach den Motiven für die Wahl eines Studienfachs zu fragen und dabei nicht nur an die Einflüsse des Elternhauses zu denken, sondern auch den Einfluß eines bewunderten Lehrers oder Freundes.

Hysterische Männer und Frauen werden durch Berufe angezogen, in denen man scheinbar durch wenig Arbeit große Wirkungen erzielt.

Der Aspekt, daß man mit relativ geringem Arbeitsaufwand beim Partner oder bei der Partnerin große Wirkungen erzielen kann, ist im übrigen für hysterische Menschen ein wesentliches Attraktivum von Sexualität.

Was die Berufswahl angeht, führt diese Entscheidung oft zu Enttäuschungen, nämlich dann, wenn es sich herausstellt, daß doch mehr Arbeit notwendig ist als vorher angenommen. Von einem Fotografen etwa könnte man annehmen, daß er auf einen Knopf drückt, dann ein Bild im Kasten hat und daß damit seine Arbeit getan sei. Daß Berufsfotografen meist viele Bilder aufnehmen müssen, bis eines darunter ist, das ihren eigenen ästhetischen Anforderungen und den Erwartungen des Auftraggebers entspricht, bleibt bei dieser Einschätzung unberücksichtigt.

Hysterische Menschen, die rasch ein Ergebnis haben wollen, wirken oft ungeduldig. Routinearbeit langweilt sie mehr als Menschen mit einer anderen Struktur. Während der Schizoide Routinearbeit nicht verrichten mag, weil er an Details nicht interessiert ist, scheut der hysterisch strukturierte Mensch die Wiederholungen, die in einer Routinebeschäftigung mit Details liegen. Er möchte immer wieder etwas Neues machen. Dem hysterischen Menschen liegt es nicht, Arbeitsvorgänge, die sich wiederholen, so zu optimieren, daß er weniger Zeit brauchen würde. Er möchte die gehaßte Routinearbeit möglichst rasch hinter sich bringen, indem er schnell arbeitet; nicht indem er die Arbeitsvorgänge betrachtet und über Möglichkeiten nachdenkt, sie zu optimieren.

Hysterische wählen auch gern Berufe, in denen sie den Charme ihrer Persönlichkeit einsetzen können. Dabei verhalten sie sich oft so, wie man sie haben möchte. Es kann durchaus sein, daß ein hysterischer Mensch sich »cool« verhält, weil man das von ihm erwartet.

Durch Charme und Nettigkeit versuchen hysterische Menschen oft, berufliche Kompetenzen zu ersetzen. Das kann ihnen gelingen, oft aber auch nicht. Ein Chef, der eine Sekretärin einstellt, die ihn durch persönlichen Charme fasziniert hat, wird doch verlangen müssen, daß sie die tägliche Arbeit kompetent und zuverlässig ausführt.

Hysterische Chefs werden stärker als andere durch persönliche Beziehungen und persönliche Sympathien und Antipathien bestimmt. Deshalb werden sie von ihren Mitarbeitern oft als ungerecht erlebt. »Ungerecht« meint hier, daß sie weniger auf die Arbeitsergebnisse achten als darauf, ob ihnen »die Nase« eines Mitarbeiters gefällt. Konkurrenz zwischen den Mitarbeitern schüren sie, Rivalitätskämpfe anderer machen ihnen Spaß. Die Konkurrenz soll am besten um die Gunst des Chefs gehen. Der Chef sieht sich zu wenig als objektiver Beurteiler und Schiedsrichter, der nach Verdienst entscheidet.

Daß Konkurrenz ihnen wichtig ist, begründen hysterisch strukturierte Vorgesetzte oft mit rationalen Argumenten. Zum Beispiel sagen sie, in einer Konkurrenzgesellschaft oder in einem Betrieb, in dem viel Konkurrenz herrscht, käme bei der Arbeit mehr heraus. Das kann zutreffen; Konkurrenzkampf kann aber auch Leerlauf bringen und dazu führen, daß die Konkurrierenden ihre eigenen Arbeitsinteressen und Ideen zurückstellen und sich zu sehr nach dem richten, was direkt erwartet wird. Das kann die Arbeitsergebnisse insgesamt verschlechtern.

Manche hysterischen Vorgesetzten schüren Konkurrenz auch deshalb, weil sie möchten, daß ihre Mitarbeiter untereinander konkurrieren, nicht aber mit ihnen selbst. Die Konkurrenz mit dem eigenen Vater war bei hysterischen Männern oft sehr konflikthaft. Deshalb erleben sie die sie selbst als Konkurrenten einbeziehende Konkurrenz ihrer Mitarbeiter oft intensiver, als sie tatsächlich ist. Hysterische Chefs möchten ihre Mitarbeiter dann gerne in Fraktionen aufspalten und ihre Herrschaft dadurch festigen (»teile und herrsche«).

Mitarbeiter, die ihm als Konkurrenten gefährlich werden können, kann ein solcher Chef »zurechtstutzen« wollen. Talente bleiben so ohne Förderung und werden eher an ihrer Entfaltung gehindert. Frauen werden von solchen Chefs oft mehr gefördert als Männer, weil sie als Frauen eben in einer anderen »Liga« spielen.

Das Verhältnis des hysterischen Chefs zum mittleren Management – in einem Krankenhaus zu den Oberärzten – ist oft besonders konflikthaft, weil ihm diese Mitarbeiter auf der Karriereleiter am nächsten stehen und oft auch Chefpositionen anstreben. Ist es möglich, daß sie den Chef ablösen, kann der sich real gefährdet fühlen, gelangen sie in leitende Positionen in einem anderen Krankenhaus, kann es sein, daß sie eine angesehenere oder größere Klinik leiten und den Chef so »überholen«.

Hysterische Chefärzte lassen oft zwanghafte Mitarbeiter in Oberarztpositionen aufrücken. Diese können die Nachteile der hysterischen Struktur des Chefs ausgleichen.

Hysterisch strukturierte Mitarbeiter, die mit Charme weiterkommen wollen, stoßen bei hysterischen Chefs oft auf wenig Gegenliebe, weil der Chef meint, Charme für sich »gepachtet« zu haben.

Auch zwanghafte Chefs reagieren auf ein betont liebenswürdiges Verhalten ihrer Mitarbeiter aversiv. Allerdings kann ein zwanghafter Chef einen charmanten Assistenten zum Oberarzt aufrücken lassen, der seine eigene Unbeliebtheit ausgleicht und so das Arbeitsklima verbessert. Die Kompetenzen dieses Oberarztes beschneiden sie aber, weil sie ihm fachlich nicht trauen.

Arbeitsstörungen bei hysterischen Menschen können auf einen sogenannten ödipalen Triumph zurückzuführen sein. Wenn ein Sohn den Vater bei der Mutter aussticht, wobei die Mutter zeigt, daß sie den Sohn lieber mag als ihren Mann (wozu sie Anlaß haben kann, wenn der Mann ihr emotional wenig bietet), kann im Kind die Illusion entstehen, es genüge, nett zu sein, seine Gefühle zu zeigen und so Sympathien zu erzeugen, um im Leben gut zurechtzukommen.

Solche Jungen scheitern als Erwachsene oft im Beruf. Für Frauen gilt Entsprechendes. Wenn sie in einer Familie mit der klassischen Rollenverteilung Liebling des Vaters sind und mehr geliebt zu werden scheinen als die Mutter und wenn sie spüren, daß sie das durch kindlich-weiblichen Charme erreichen, dann können sie die Phantasie entwickeln, daß jugendlicher Charme für den Lebenserfolg das zentral Wichtige sei. Solche Frauen haben meist viele Bewunderer, aber es fällt ihnen schwer, einen Partner zu finden, der sein Leben mit ihnen teilen will. Die Männer spüren den Anspruch, Charme ebenso zu honorieren wie das Ausführen einer Erwachsenenrolle bei der Bewältigung gemeinsamer Lebensaufgaben. Da man heute von Frauen erwartet, daß sie einen Beruf erlernen, führt der ödipale Triumph der Frauen auch außerhalb einer Partnerschaft zu Problemen: wie bei Männern machen sich Lerndefizite bemerkbar, weil der Erwerb von Kompetenzen für nicht so wichtig gehalten wurde und vernachlässigt worden ist.

Andere Mädchen, die vom Vater der Mutter vorgezogen werden, identifizieren sich allerdings mit dem Vater und wollen so sein wie er. Das kann sie dazu motivieren, die Zuneigung des Vaters weniger per Charme als per Leistung zu gewinnen, was sich im Studium oder im Beruf günstiger auswirkt. In der Partnerschaft gibt es allerdings Probleme, weil sie mit dem Partner gern im Leistungsbereich konkurrieren und von ihm erwarten, daß er sie im Beruf fördert, ohne daß sie für den Partner Entsprechendes tun müßten; das gleiche Problem kennt man ja von Männern, die Förderung von ihren Partnerinnen erwarten und ihnen Förderung verweigern.

Entwicklungsstörungen der Ich-Struktur

Oft geht man davon aus, daß eine Entwicklungsstörung, die früh entsteht, schwerer sein muß als eine, die später entsteht. Das ist in dieser Allgemeinheit nicht richtig.

Nicht jede schizoide und nicht jede narzißtische Persönlichkeitsentwicklung schließt eine Störung der Ich-Entwicklung mit ein, die zu einer mangelhaften Ausbildung der Ich-Funktionen führt. So gibt es Menschen mit einer depressiven, schizoiden oder narzißtischen Struktur, die man dem Normbereich zuordnen muß. Störungen der Triebentwicklung, die zu inneren Konflikten führen, können sich auf »Lieben und Arbeiten« (Freud, anekdotische Zuschreibung) und insbesondere auf das Arbeiten gravierender auswirken als eine mangelhafte Abgrenzung zwischen dem Selbst und den Objekten, wie man sie bei der schizoiden Struktur findet, oder eine Überbewertung des Selbst und eine Abwertung der Objekte, wie bei der narzißtischen Persönlichkeitsstruktur.

Unter den Persönlichkeitsstrukturen nimmt die Borderline-Struktur eine Sonderstellung ein. In der Literatur besteht keine Einigkeit darüber, was mit dem Begriff der Borderline-Störung bezeichnet werden soll (HOFFMANN 1986). O. F. KERNBERG (1978) stellt die Spaltungsvorgänge, die mangelhafte Ausbildung basaler Ich-Funktionen und Störungen der Identitäts-Entwicklung in den Mittelpunkt seiner Beschreibungen.

Man kann nicht von einer Borderline-Struktur im Rahmen der Norm sprechen. Hier handelt es sich nach der Definition von Kernberg, der ich hier folge, um eine Entwicklungsstörung, die unter anderem bewirkt, daß der Betreffende keine Bilder von Objekten hat, die sowohl positive als auch negative Seiten des Menschseins in einem inneren Objekt abbilden. Deshalb passen seine Objektvorstellungen schlecht auf reale Menschen. Diese Entwicklungsstörung ist das Ergebnis sogenannter Spaltungsvorgänge (KERNBERG 1988, KERNBERG u.a. 1993, KIND 1992, LEICHSENRING 1997, REICH 1995). Sie werden durch den Einsatz verschiedener Abwehrmechanismen bewirkt, unter denen die Leugnung (z.B. DORPAT 1979, KÖNIG 1996a) einen wesentlichen Platz einnimmt.

Bei Menschen mit einer Borderline-Störung findet man spezifische Entwicklungsstörungen des Denkens, wie LEICHSENRING (1997) sie dargestellt hat. In diesem Kapitel will ich einige Anmerkungen zu Arbeitsstörungen bei Borderline-Patienten machen, die sich aus Störungen der Ich-Entwicklung ergeben.

Bei ausgeprägten narzißtischen oder schizoiden Charakterneurosen oder bei Borderline-Störungen nach Kernberg (KERNBERG u.a. 1993), bei denen Entwicklungsdefizite der Ich-Struktur zu Ausfällen und Verzerrungen in vielen Bereichen des Erlebens und Handelns geführt haben und fast immer mehrere Ich-Funktionen nicht ausreichend entwickelt wurden oder durch massive innere Konflikte gelähmt sind, kommt es zu Störungen des Arbeitsverhaltens, wie sie in der umfänglichen Literatur (z.B. GUNDERSON / KOLB 1978, KERNBERG 1978, 1988) beschrieben werden und auch in den psychiatrischen Diagnostik-Manualen (DSM IV, ICD-10) unter verschiedenen Bezeichnungen auftauchen.

Ist die Affekttoleranz herabgesetzt, kommt es meist zu massiven interpersonellen Schwierigkeiten; Entsprechendes gilt für Mängel im Bereich der Frustrationstoleranz und der Impulskontrolle. Das zeigt sich in häufigen Wechseln des Arbeitsplatzes oder auch darin, daß der Betreffende in einem Beruf ohne Arbeit ist, in dem noch kein Überangebot an Arbeitskräften besteht. Identitätsstörungen (HOHAGE 1994, KERNBERG 1988) wirken sich im Studien- und sonstigen Arbeitsverhalten unmittelbar aus. Menschen mit einer Identitätsstörung erhoffen sich oft von einem anderen Beruf eine Lösung ihrer Identitätsprobleme. Sie wollen durch das Übernehmen einer neuen Berufsrolle endlich eine festere Identität gewinnen. Diese Hoffnung erweist sich oft als trügerisch, weil eine kohärente persönliche Identität meist schon notwendig ist, um eine berufliche Rolle auszufüllen, und weil eine berufliche Identität noch keine Identität im Privatleben anbietet. Es kommt ja häufig vor, daß jemand eine berufliche Rolle gut ausfüllt, in seinen persönlichen Beziehungen aber scheitert. Die möglichen Schwierigkeiten in persönlichen Beziehungen sind natürlich vielfältig und in der Regel mehrfach determiniert.

Der Zusammenhang von Rolleneinnahme und Identität ist eine komplexe Angelegenheit.

Eine berufliche Rolle kann vorschreiben, wie man sich während der Arbeit interpersonell verhalten soll. Manche spielen diese Rolle wie ein Schauspieler eine Rolle ausfüllt. Im Privatleben, in dem meist auch mehr Nähe eingegangen werden muß als im Berufsleben, können sie die Rolle des Ehemannes oder des Liebhabers, der Ehefrau oder der Geliebten nicht durchhalten.

Viele müssen sich in ihrer beruflichen Rolle verstellen und sehnen sich danach, einmal so sein zu dürfen, wie sie »sind«; das heißt, wie ihnen zumute ist. Wie sie im Kern aber wirklich sind, ist ihnen unklar. Manche hoffen, eine persönliche Identität durch eine Partnerin oder einen Partner zu finden. Diese Hoffnung muß enttäuscht werden, weil es erst einmal eine Voraussetzung für reife Beziehungen zwischen Erwachsenen ist, daß beide Partner aus ihrer eigenen Identität heraus erleben und handeln. In der Partnerbeziehung geraten eine Identität suchende Menschen eher in die Rolle eines Kindes ihrer Partnerin oder ihres Partners, was beide auf Dauer nicht befriedigt. Eine eigene persönliche Entwicklung als Erwachsener in einer Beziehung zu einem anderen Menschen nachzuholen, ist in der Regel nur unter den eingrenzenden und so einen Schutzraum schaffenden Bedingungen einer Psychotherapie möglich, nicht in einer privaten Beziehung.

Alle Probleme in den persönlichen Beziehungen außerhalb des Berufes können die Leistungsfähigkeit im Beruf vermindern. Es gibt aber auch den Fall, daß jemand, im Privatleben enttäuscht, seine ganzen Kräfte auf die Berufsarbeit richtet und dann mehr leistet als zu der Zeit, in der er die Hoffnung hatte, ein befriedigendes Privatleben führen zu können, und deshalb viel an Kräften und Zeit in das Private investierte.

Von einer beruflichen Rolle ist nur dann ein Modell für eine persönliche Identität zu erwarten, wenn sie das Verhalten im Privatleben regelt. Das gilt für Pastoren oder Priester. Allerdings wird auch in einem solchen Beruf die Hoffnung Identitätsgestörter auf das Erlangen einer befriedigenden Identität meist enttäuscht. Eine Identitätsdiffusion kann gleichsam zurückgedrängt werden, wenn eine Struktur vorgegeben wird, aber die implantierte Berufsrolle kann sich dann nicht mit einer vorhandenen persönlichen Identität verbinden, wodurch erst eine neue, kohärente Identität entstehen würde.

Bei ich-strukturellen Störungen sind die eigenen Emotionen oft unklar (HEIGL-EVERS/OTT 1994). Das ist mit ein Grund, warum in der sogenannten psychoanalytisch-interaktionellen Therapie der Therapeut seine eigenen Gefühle im Umgang mit dem Patienten beschreibt und ihm in einer Hilfs-Ichfunktion Benennungen eigener Gefühle vorschlägt. Dabei benennt der Therapeut die Gefühle, von denen er vermutet, daß sie bei dem Patienten in einer bestimmten Situation auftreten könnten. Zunächst empfindet der Patient keine prägnanten Gefühle, aus denen sich Handlungsanweisungen ableiten ließen (zum Beispiel Flucht oder Angriff bei Angst, Angriff bei Wut), die es gestatten könnten, den Affekt zu beenden. Statt dessen treten diffuse, vom Patienten meist nicht benennbare innere Spannungsgefühle auf, die keine Handlungsanweisungen beinhalten. Sie können nur dadurch beendet werden, daß ein Patient sich aus einer bestimmten Situation zurückzieht, daß er sich innerlich distanziert und sich vornimmt, entsprechende Situationen zu vermeiden. Voraussetzung dafür ist allerdings, daß er einen Zusammenhang zwischen der spezifischen auslösenden Situation und dem Gefühlszustand erkennt. Vielen Menschen ist das nicht möglich. Sie sprechen meist diffus von »Alltagsstress« als einem allgemeinen, unspezifischen Auslöser.

Neben Rückzug und Vermeidung, die auch wieder zu unbefriedigenden Gefühlszuständen führen können, wenn der Betreffende wahrnimmt, was ihm dadurch entgeht, bleibt Menschen mit diffusen Emotionen fast nur der Ausweg in den Gebrauch eines Suchtmittels, um den unangenehmen Gefühlszustand zu beenden.

Viele Menschen mit einer ich-strukturellen Störung sprechen davon, daß sie eine »innere Leere« empfinden. Damit meinen manche, daß sie keine prägnanten Gefühle wahrnehmen und deshalb unter einer Orientierungslosigkeit in Beziehungen leiden. Andere meinen, daß sie innerlich nicht auf ihre Umwelt reagieren und auch keinen Antrieb empfinden, von sich aus etwas zu tun. Hier handelt es sich meist um Menschen, die bei dem Gedanken, auf ihre Umwelt und insbesondere auf Menschen zu reagieren oder im Umgang mit ihnen autochthon zu handeln, eine diffuse Form von Angst empfinden. Deshalb müssen sie alle Emotionen und alle Handlungsimpulse unterdrücken, was zu dem Gefühl einer inneren Leere führt. Auch das Gefühl dieser Leere kann dazu führen, daß die sedierenden oder euphorisierenden Eigenschaften von Suchtmitteln eingesetzt werden.

Über die Auswirkungen des Gebrauchs von Suchtmitteln auf das Arbeitsverhalten und die Arbeitsproduktivität kann hier nicht ausführlich eingegangen werden. Wichtig erscheint mir, darauf hinzuweisen, daß der regelmäßige Gebrauch von Alkohol in Dosen, die noch nicht zu Ausfällen im Arbeitsbereich führen, die Arbeitsproduktivität durch seine sedierende und seine euphorisierende Wirkung in manchen, besonders den kreativen Berufen zunächst steigern kann. Es kommt zu einer Art Selbsttherapie mit Alkohol (KRYSTAL / RASKIN 1983). Die Gefahr, daß es mit der Zeit zur Entwicklung eines Alkoholismus kommt, ist aber groß.

Es gibt Berufe, bei denen immer wieder Spannungssituationen ausgehalten werden müssen, zum Beispiel bei Schauspielern auf der Bühne, bei denen Lampenfieber als eine Kehrseite von Exhibitionismus auftritt, oder bei der Arbeit in Rundfunk- und Fernsehanstalten, wo man unter erheblichem Zeitdruck steht, weil große Informationsmengen in kurzer Zeit aufbereitet werden müssen oder eine Produktion aus Termin- und aus Kostengründen zu einem bestimmten Zeitpunkt fertig sein muß – eine Situation, die sich analog noch in vielen anderen Berufen findet. Hier kann Alkohol entspannend wirken. Der Gebrauch von Alkohol entgleist dann am ehesten bei solchen Menschen, die zusätzlich zum berufsbedingten Streß innere Schwierigkeiten haben. Oft genügt aber schon eine zu gering ausgebildete Ich-Funktion in einem umschriebenen Bereich.

All das mag eine Rolle spielen, es sollte aber nicht übersehen werden, daß es Menschen gibt, die mit der Kehrseite ihrer produktionsfördernden Sensibilität umgehen müssen und für die Sensibilität eine persönliche Voraussetzung für ihre Arbeit ist, ähnlich wie für andere Berufe vielleicht ein sogenanntes »dickes Fell« – man denke an die Frauen, die Parksünder aufschreiben, immer wieder angepöbelt werden und deshalb über eine gute Funktionsfähigkeit im Bereich des Reizschutzes, der Affekttoleranz und der Impulskontrolle verfügen müssen, wenn sie ihre Berufstätigkeit aushalten wollen.

Weitere Störungsformen

Problematische Delegationen

Die Familientherapie kennt qualitative und quantitative Delegationen. Das Kind erhält den Auftrag, sich in einer bestimmten Weise zu entwickeln und dabei etwas Bestimmtes zu erreichen. Eine qualitative Delegation beinhaltet, was das Kind tun soll. Zum Beispiel soll es Pianist werden, unabhängig davon, ob es dafür ausreichend begabt ist oder nicht. Die Begabung wird von den Eltern in ihren Phantasien aufgebläht. Die quantitative Delegation enthält ein Bild von der beruflichen Position, die das Kind erreichen soll. Der Vater ist Gerichtsschreiber und möchte, daß der Sohn Jura studiert und später Richter wird, auch wenn er die intellektuelle Ausstattung oder das Interesse für ein Jurastudium nicht hat.

Ein Verfehlen beruflicher Ziele, die von den Eltern vorgegeben sind, kann zu Selbstentwertung und zu Selbsthaß führen, was die Leistungsfähigkeit einschränkt. Wer außerhalb seines Begabungsschwerpunktes beansprucht wird, kann resignieren und sich schließlich gar nichts mehr zutrauen.

Es gibt allerdings auch annähernd realistische Delegationen, die sich ungünstig auswirken. Einem hochbegabten Patienten wurde von seinem Vater gesagt, daß er einmal etwas Großes werden könne. An seinem Geburtshaus werde einmal eine Tafel mit seinem Namen angebracht sein. Der Patient hatte diesen Ausspruch, der für die Einstellung des Vaters zu seinem Sohn charakteristisch war, immer vor Augen und empfand ihn als überhöht. Er wählte einen Beruf, der außerhalb seines Begabungsschwerpunktes lag und in dem er gerade nicht so viel erreichen konnte, wie der Vater von ihm erwartete. Als er den Beruf wechselte und schließlich in einem Feld arbeitete, auf dem sein Begabungsschwerpunkt zur Geltung kam, war es für die große Karriere zu spät. Ohne den Ausspruch des Vaters und ohne den Anspruch, der damit verbunden war, hätte der Sohn vielleicht Großes erreicht.

Wenn ein Kind merkt, daß seine Fortschritte in der Schule und später im Beruf für einen Elternteil oder beide sehr wichtig sind, kann es den Eindruck bekommen, daß es nicht für sich selbst, sondern für seine Eltern arbeitet und dagegen bewußt oder unbewußt protestieren.

Der unbewußte Protest führt dann zu scheinbar unerklärlichen Arbeitsstörungen.

Umgekehrt kann es sich ungünstig auswirken, wenn die Eltern kein Interesse daran zu haben scheinen, ob aus dem Kind etwas wird oder nicht. Es kommt relativ selten vor, daß die Eltern tatsächlich kein Interesse haben. Oft ist ein Mangel an Interesse nur »vorgespielt«. Die Eltern wollen keinen Leistungsdruck erzeugen, vielleicht weil sie selbst einem solchen Leistungsdruck ausgesetzt waren oder weil es der Ideologie einer aktuellen Bezugsgruppe, zum Beispiel einer politischen Gruppierung, entspricht, Leistungsdruck unbedingt zu vermeiden. Sie fragen nicht nach den Schulnoten, so daß in dem Kind der Eindruck entsteht, seine Leistungen seien ihnen gleichgültig. Solche Kinder können sich dann nicht mit den Vorstellungen ihrer Eltern auseinandersetzen. Sie haben den Eindruck, die Eltern hätten keine. Das führt oft zu Leistungsanforderungen, die das Kind selbst aufbaut. Es meint, nur besondere, herausragende und außergewöhnliche Leistungen könnten das Interesse der Eltern hervorrufen. Die unrealistische Höhe solcher Anforderungen kann wiederum zum Scheitern führen.

Schließlich möchte ich hier noch erwähnen, daß Kinder auch den Auftrag erhalten können, abgewehrte Triebwünsche der Eltern zu verwirklichen, zum Beispiel sexuelle, aber auch aggressive Triebwünsche. So kann ein Vater, der aggressiv gehemmt ist, sich an den Streichen seines Sohnes erfreuen. Ist die Freude latent, bekämpft er manifest das Willkürverhalten des Sohnes; nicht selten in einer Art und Weise, die den Protest des Sohnes hervorruft und ihn erst recht in ein willkürliches Verhalten hineintreibt. Das ermöglicht dann dem Vater, das Verhalten des Sohnes in noch stärkerem Ausmaß latent zu genießen. Das kann so weit führen, daß der Sohn von der Schule muß.

Eltern können die Zukunft ihres Kindes aber auch pessimistischer einschätzen, als es der Wirklichkeit entsprechen würde. S. Freud wurde von seinem Vater nicht vermittelt, daß er ein großer Mann werden könnte. Im Gegenteil: Freud erinnerte, daß der Vater einmal, weil er im Schlafzimmer der Eltern auf den Boden uriniert hatte, von dem kleinen Jungen in dessen Gegenwart sagte: »Aus dem Buben wird nichts.« Für Freud war das ein Stachel, doch etwas zu werden. Eine Unterschätzung durch die Eltern ruft aber nicht immer fruchtbaren

Protest hervor. Das Kind kann sich auch mit der Einschätzung der Eltern identifizieren. Oft ist dabei ein heimlicher Protest beteiligt. Es ist so, als denke der Junge: »Wenn der Vater meint, daß aus mir nichts wird, dann wird eben nichts aus mir, und dann wird er schon sehen, was er davon hat.« Man kann sagen, daß der Junge sich entschließt, der Einschätzung des Vaters zu folgen, sie zu verwirklichen und ihn gerade dadurch zu treffen. Patienten, die im Therapeuten den Gedanken erwecken: »Mein Gott, wenn das mein Sohn wäre …« sind oft solche mit einem derartigen »heimlichen Entschluß«. Sie stellen sich als lebens- und therapieuntauglich dar und weigern sich auch, ihre Ressourcen in der Therapie zu aktivieren.

Begabung

Begabung wird zur Konstitution gerechnet: mathematische oder künstlerische Begabung, aber auch Körperbegabung, wie man sie bei Spitzensportlern annimmt, deren Körperkonfiguration den Anforderungen einer bestimmten Sportart optimal entspricht.

Die Entwicklung einer Charakterstruktur, die sich in Interaktionen eines Organismus mit seiner Umwelt entwickelt, wird von konstitutionellen Voraussetzungen beeinflußt. Zwillingsuntersuchungen (z.B. SCHEPANK 1994, HEIGL-EVERS / SCHEPANK 1980) stellen die Diskussion darum, ob ein Mensch vorwiegend durch Ererbtes oder vorwiegend durch Umwelteinflüsse bestimmt wird, auf eine empirische Basis. Es zeigt sich, daß Ererbtes eine wesentliche Rolle spielt, aber nur einen Teil der Varianzen erklärt. Diese Untersuchungen bestätigen die Annahmen von Piaget, der ein umfassendes theoretisches Modell der psychischen Entwicklung konzipiert hat, in dem Anlage und Umwelt über die Interaktionen des Individuums mit seiner Umwelt zusammenwirken.

Viele Menschen empfinden einen Begabungsmangel als kränkend, auch wenn er neben Hochbegabungen steht. In chirurgischen Kliniken habe ich Assistenten angetroffen, denen es ausgerechnet an manuellem Geschick fehlte. Indem sie den Beruf des Chirurgen wählten, wollten sie sich zeigen, daß sie auch das können, was von einem Chirurgen verlangt wird.

Eine Begabung kann man überschätzen und unterschätzen. Überschätzungen der Eltern können dazu führen, daß Kinder mit Nachhilfestunden durch eine höhere Schule gebracht werden – und später im Studium versagen; ein gestörtes Selbstwertgefühl kann sich negativ auf die Einschätzung der eigenen Begabungen auswirken. Jemand wählt dann vielleicht einen Beruf, der in seinen Anforderungen der eigenen Selbsteinschätzung entspricht, den Betreffenden aber unterfordert.

Begabung ist narzißtisch hoch besetzt. Lichtenberg hat gesagt, Intelligenz sei das am gerechtesten verteilte Gut, weil jeder glaube, davon genug zu besitzen. Es gibt aber auch das genaue Gegenteil. Viele Menschen halten sich für dümmer als sie sind. Das gilt besonders für depressiv strukturierte Menschen, aber auch für Menschen mit einer Disposition zu Neurosen mit Angstsymptomatik, den phobischen Charakteren.

Manche Überschätzungen sind harmlos. Ich erinnere einen Waldarbeiter mit einer narzißtischen Persönlichkeitsstörung; mit einem Intelligenzquotienten an der unteren Grenze der Norm, der die Phantasie hatte, Hochschullehrer werden zu können. Diese Phantasie stärkte sein Selbstwertgefühl und hinderte ihn nicht an seiner Tätigkeit als Waldarbeiter.

Menschen, die sich selbst überschätzen, reagieren in einer Konfrontation mit den realen Grenzen ihrer Begabung oft mit Selbstentwertung. Wenn sie nicht großartig sein können, meinen sie nichts zu taugen. Oft wird versucht, berufliches Versagen oder ein Studienversagen zu rationalisieren. Schuld an den Mißerfolgen sind dann die dummen oder uneinfühlsamen Professoren, Schuld ist die Struktur des Studiengangs. »Eigentlich« sind sie hochbegabt, man gibt ihnen nur nicht die Möglichkeit, ihre Begabung zu beweisen.

Eine schlechte Selbsteinschätzung kann auch etwas damit zu tun haben, daß der Begabungsschwerpunkt in der Ursprungsfamilie abgelehnt oder zumindest nicht geschätzt wurde. In vielen Unterschichtfamilien gilt geistige Arbeit nicht als wirkliche Arbeit. Wirkliche Arbeit ist nur eine Tätigkeit, bei der man sich körperlich anstrengt. Unterschichtkinder können eine Begabung oft nur dann umsetzen, wenn diese besonders groß ist und die Funktionslust beim Einsatz ihrer Begabung ein starkes Motiv darstellt, sie zu nutzen.

Ein weiteres psychisches Phänomen, das sich beim Umsetzen von Begabungen hinderlich auswirken kann, ist der sogenannte Zweckpessimismus.

Auswirkungen von Pessimismus und Optimismus

Menschen, die sich vor Enttäuschungen oder Kränkungen schützen wollen, schätzen den zu erwartenden Ausgang ihrer Unternehmungen negativ ein, um bei einem Mißerfolg nicht enttäuscht oder gekränkt zu werden. Dieser Zweckpessimismus kann auch mit einer Familienideologie in der Primärfamilie zusammenhängen. Optimistische Äußerungen oder einfach nur Anzeichen von Lebensfreude riefen mahnende Reaktion hervor: »Den Vogel, der morgens singt, frißt abends die Katze.« So kann ein Kind lernen, optimistische Erwartungen vor der Außenwelt und später auch vor sich selbst zu verbergen. Zweckpessimismus kann seinen Zweck zwar erfüllen, aber er dämpft den Schwung, mit dem man an eine Unternehmung herangeht, deren Erfolg man erwartet oder an deren Erfolg man fest glaubt. Zweckpessimistische Menschen wirken oft übervorsichtig. Ihren Pessimismus strahlen sie aus. Manche dieser Menschen wirken in jungen Jahren wie ein Großvater oder eine Großmutter, weil sie als junge Leute einen Pessimismus an den Tag legen, der einem »Alterspessimismus« gleicht. Ein Chef, der einen Mitarbeiter einstellen will, an dem er Freude haben möchte, wird durch einen solchen Eindruck abgestoßen; der Betreffende mag seine Arbeit gewissenhaft oder auf einem formal hohen Niveau verrichten, es fehlt ihm der »Pep«, den man von jungen Leuten erwartet.

Manche Menschen erwarten hingegen, daß ihre Unternehmungen immer erfolgreich sind. Sind sie es nicht, versuchen sie, das Ergebnis umzuinterpretieren. Menschen mit übersteigertem Optimismus schuldigen im Unterschied zu Menschen mit einem strengen Über-Ich und Ich-Ideal, die Mißerfolge deshalb schwer aushalten können und immer nach einem äußeren Verursacher suchen, selten andere Menschen an, für ihre Mißerfolge verantwortlich zu sein. Der Mißerfolg ist, meinen sie, nicht so schlimm, das nächste Mal wird es schon besser gehen. Das kann es schwer machen, aus Mißerfolgen zu lernen.

Kritische Äußerungen aus der Umgebung werden oft ausgeblendet. So interpretierte ein junger Wissenschaftler die kritische Äußerung eines Kollegen, er habe zu wenige Fälle untersucht und solle noch mehr Fälle untersuchen, so, daß der Betreffende von seinem Untersuchungskonzept begeistert sei und es deshalb auf mehr Fälle angewendet sehen wollte.

Im allgemeinen haben Menschen mit Überoptimismus eine bessere Karriereprognose als Menschen, die sich pessimistisch geben: ob es sich nun um einen Zweckpessimismus handelt oder ob jemand schlechte Erfahrungen mit früheren Objekten immer wieder auf seine Umwelt externalisiert oder ob jemand eine schlechte Selbsteinschätzung projiziert und als eine ungünstige Einschätzung durch andere erlebt, die von seinen Unternehmungen nicht viel halten und ihnen wenig Erfolgschancen einräumen. Chefs, die selbst pessimistisch sind und es trotz ihres Pessimismus zu etwas gebracht haben, sind bei ihren Mitarbeitern von einer pessimistischen Selbsteinschätzung angetan. Ähnlich wie ihren eigenen Pessimismus sehen sie den Pessimismus des Mitarbeiters als begründete Vorsicht. Überoptimistische Chefs können pessimistische Mitarbeiter als Korrektiv erleben.

Konkurrenzverhalten

Zum Konkurrenzverhalten wurde bei den Beschreibungen der verschiedenen Persönlichkeitsstrukturen schon einiges gesagt. Hier möchte ich das Gesagte in einer Übersicht zusammenfassen und ergänzen.

Bei Konkurrenz geht es unter anderem um Vergleichen. Konkurrenz kann die Arbeitsproduktivität erhöhen und die Qualität des Angebotenen verbessern, was einem Kunden oder Konsumenten zugute kommt. Die Beliebtheit von Tests in Publikumszeitschriften weist darauf hin, daß ein Bedürfnis nach Qualitäts- und Preisvergleich besteht, und man kann hoffen, daß die Qualität des Gebotenen durch solche Vergleiche erhöht wird.

Andererseits kann Konkurrenz dazu führen, daß infolge von Rationalisierungen Arbeitsplätze verloren gehen oder daß Arbeitnehmer in ihrer Arbeitsleistung überfordert werden. Konkurrenz kann man unter diesem Aspekt als etwas Negatives betrachten.

Das eigene Arbeitsverhalten unter dem Gesichtspunkt der Konkurrenz wird aber nicht nur durch Anforderungen von außen bestimmt, sondern auch durch Anforderungen von innen. So gibt es Menschen, die auf eine Konkurrenzsituation sehr leicht »anspringen« und immer besser sein wollen als ein möglicher oder tatsächlicher Konkurrent, wie das zum Beispiel bei hysterisch strukturierten Personen der Fall sein kann, deren Persönlichkeit in einer Konkurrenzsituation wesentlich geprägt wurde: in ödipalen Situationen, in denen der Sohn mit dem Vater um die Mutter, die Tochter mit der Mutter um den Vater konkurriert.

Nicht in jeder Arbeitssituation ist Konkurrenz möglich. Werden Arbeitsvorgaben gemacht, die für alle gelten, wie zum Beispiel bei der Bandarbeit, fehlen Gelegenheiten, schneller zu arbeiten als andere, die eine gleiche Arbeit verrichten. Die Möglichkeit zu konkurrieren gibt es dann eventuell nur im Freizeitbereich.

Besonders ausgeprägt findet sich der Wunsch zu konkurrieren meist bei Menschen mit einer phallisch-narzißtischen Struktur, die im allgemeinen der hysterischen Struktur zugeordnet wird und bei der es bei Männern um Kraft- und Potenzvergleiche geht, bei Frauen eher um Vergleiche der persönlichen Attraktivität, aber auch um Vergleiche von Kraft und Potenz, dann in der Regel mit Männern. Schizoide Persönlichkeiten werden in ihrem Arbeitsverhalten meist wenig durch den Wunsch motiviert zu konkurrieren. Sie arbeiten lieber für sich allein und akzeptieren nicht gerne eine Konkurrenz, bei der die gleichen Kriterien für die Qualität und Quantität der Arbeit für alle gelten. Sie möchten sich nach eigenen Kriterien richten und nach ihren eigenen Kriterien bewertet werden.

Narzißtisch strukturierte Menschen akzeptieren eine Konkurrenzsituation ungerne, weil sie lieber davon ausgehen möchten, außer Konkurrenz zu laufen. Die Vorstellung, gleichsam mit anderen »in einer Liga« zu spielen, kränkt sie. Auch sie richten sich gerne nach eigenen Kriterien, die sie dann so einrichten, daß ihnen ein Vorteil entsteht. Bezüglich der eigenen Kräfte täuschen sie sich häufig durch illusionäre Phantasien, die den Zweck haben sollen, ihre Überlegenheit in bestimmten Bereichen ihnen selbst und vielleicht auch anderen glaubhaft zu machen. Stellt es sich heraus, daß auch andere ihnen in den Punkten, die durch ihre Kriterien erfaßt werden, überlegen sind, wird entweder das Erreichte schöngeredet oder das vom anderen Erreichte abgewertet, manchmal in der Weise, daß äußere Bedingungen für den Erfolg des anderen verantwortlich gemacht werden. Das kann bis in die Kindheit des Betreffenden zurückreichen. So habe ich von narzißtischen Patienten, die fürchteten, bezüglich der beruflichen Erfolge mit mir nicht konkurrieren zu können, gehört, daß ich sicher aber eine bessere Kindheit gehabt habe, die mir mehr Entwicklungsmöglichkeiten bot. Läßt sich das Unterlegen-Sein in einer Konkurrenz aber nicht rationalisieren oder leugnen, kann es zu erheblichem Selbsthaß kommen. Der narzißtisch Strukturierte kann bei einer depressiven Verarbeitung des Selbsthasses depressiv werden, oder er kündigt seine Stelle oder zieht in eine andere Stadt u. ä.

Depressiv Strukturierte neiden anderen ihre Produktivität, weisen aber darauf hin, daß sie eigentlich bessere Menschen seien. Zum Beispiel weist ein depressiv strukturierter Arzt an einer Universitätsklinik darauf hin, daß sich ein Kollege, der erfolgreich forscht, zu wenig um seine Patienten kümmere. Das kann natürlich der Fall sein; man kann aber auch beobachten, daß dieses auch Ärzten unterstellt wird, die ihre eigenen Patienten besser versorgen als andere.

Vom Depressiven kann der eigene Einsatz selbst dann hervorgehoben werden, wenn er demjenigen, für den er geleistet wird, wenig nützt. Oft ist die Einschätzung des eigenen Einsatzes sehr subjektiv. Der depressiv Strukturierte mißt den eigenen Einsatz an der Anstrengung. Seine Arbeitsproduktivität kann trotz großer Anstrengung aber relativ gering sein. Auch in Betrieben, in denen es mehr um Dinge als um Menschen geht, kann jemand seinen persönlichen Einsatz, zum Beispiel beim Vertreten von Kolleginnen und Kollegen oder wenn er bei Urlaubsregelungen Verzicht geleistet hat, offen oder insgeheim überbewerten und für wichtiger halten als die Arbeitsproduktivität, so daß er es überflüssig findet, die eigene Arbeitsproduktivität mit der anderer zu vergleichen, weil es auf Arbeitsproduktivität angeblich nicht ankomme.

Es gibt natürlich Depressive, die sich Leistungsversagen vorwerfen, dann aber seltener in Konkurrenzsituationen. Tatsächlich findet man bei psychotisch Depressiven heutzutage häufiger als vor vierzig

Jahren die Vorstellung, daß der Betreffende für seine Familie zu wenig geleistet habe; Versündigungsideen haben im Vergleich dazu abgenommen.

Viele zwanghaft Strukturierte konkurrieren dysfunktional. Sie streben Perfektion in Bereichen an, in denen sie gar nicht gefragt ist. Eine Messung muß genauer sein als notwendig, ein Werkstück muß geringere Fertigungstoleranzen haben als seiner Funktion entspricht. Perfektion und Fehlerfreiheit schätzt der zwanghaft Strukturierte meist hoch. Anderes tritt dagegen zurück. Eine Hausfrau putzt den Boden so, daß man bei ihr »vom Boden essen« könnte – aber wer ißt schon vom Fußboden? Perfektion und Fehlerlosigkeit sollen durch ein hohes Maß an Gründlichkeit erreicht werden, die sehr zeitaufwendig ist. Indem der zwanghafte Mensch seine eigenen Kriterien einsetzt, vermeidet er Konkurrenzsituationen, in denen er unterliegen könnte. Da andere gar keinen Wert darauf legen, seinen Kriterien zu entsprechen, kann er in einer Konkurrenz nicht »verlieren«, weil er als einziger seine individuellen Vorgaben erfüllt. Ein Unterliegen in einer Konkurrenz wird von ihm deshalb gefürchtet, weil »unten« zu sein für ihn mehr bedeutet als für andere. Wer unten ist, ist der Sklave; wer oben ist, der Herr. Zwanghaften ist ein Arbeiten auf gleicher Ebene schwer möglich, was sich oft in der interkollegialen Zusammenarbeit zeigt – für den Zwanghaften existieren nur »oben« oder »unten«. In Hierarchien kann er sich wohlfühlen, wenn er in der Unterordnung durch den in der Hierarchie Höhergestellten eine Tugend sieht und eine Notwendigkeit, die er freiwillig akzeptiert.

Phobisch Strukturierte können dann konkurrieren, wenn eine Schutzfigur darauf achtet, daß sie in der Konkurrenz nicht entgleisen. Die Schutzfigur hat dann eine ähnliche Funktion wie ein Schiedsrichter bei einem Fußballspiel, der ein Foulpiel ahndet.

Zuviel Arbeit

Über die sogenannte Arbeitssucht gibt es eine umfängliche Literatur. S. Poppelreuter (1996) gibt eine umfassende Übersicht.

Ob man den Suchtbegriff hier verwenden sollte, will ich offen lassen. Unter Sucht im weitesten Sinne spricht man bei einem selbstschädigenden, sich immer wiederholenden Verhalten, das willentlich nicht oder nur schwer zu beeinflussen ist. Bei der sogenannten Magersucht wird nicht viel, sondern wenig gegessen. Es gibt Parallelen in den Verhaltensmustern von Arbeitssüchtigen und Alkoholikern (MENTZEL 1979; HELLDORFER 1987). Arbeitssüchtige und Alkoholiker sind zunächst davon überzeugt, daß sie ihr Verhalten kontrollieren können, die Störung nimmt aber mit der Zeit immer mehr Raum ein und kann negative Folgen für die Gesundheit haben. Obwohl exzessives Arbeiten gesellschaftlich anerkannter ist als exzessives Trinken von Alkohol, arbeiten manche Arbeitssüchtige heimlich. Sie arbeiten zunehmend mehr, ähnlich wie ein Alkoholsüchtiger immer mehr trinkt. Hindert man sie am Arbeiten, treten Unruhe und Unwohlsein auf, wie man sie ähnlich bei einem Alkoholentzug findet. Mit dem Alkohol hat Arbeit gemeinsam, daß sie Euphorie erzeugen kann.

Wie jede Übertragung eines Begriffs von einem Sachverhalt auf einen anderen kann die Verwendung der Bezeichnung »Sucht« für übersteigertes Arbeitsverhalten den Nachteil haben, daß der Begriff, weil er ausgeweitet wird, an Prägnanz verliert. Man läuft auch Gefahr, »Äpfel mit Birnen zu vergleichen«. In der Psychoanalyse erleben wir ähnliches beim Begriff Gegenübertragung, der heutzutage bei den meisten Psychoanalytikern alle Reaktionen eines Therapeuten auf Eigenschaften und Verhaltensweisen eines Patienten umfaßt, auch auf solche, die mit Übertragung nichts zu tun haben. Ähnliches kann man beim Übertragungsbegriff selbst beobachten, der ursprünglich für Reaktionen eines Patienten auf einen Arzt gemeint war (Freud) und heute auf alle Erlebens- und Verhaltensweisen angewandt wird, die durch das Übertragen von Erfahrungen mit anderen Personen auf neu kennengelernte Personen bestimmt oder mitbestimmt sind.

Ich will in diesem Kapitel übersteigertes Arbeiten beschreiben, wie ich es bei den verschiedenen Persönlichkeitsstrukturen in meiner eigenen therapeutischen Arbeit und bei der Supervision von Therapien anderer beobachten konnte und psychodynamische Hypothesen aufstellen. Dabei wird deutlich werden, daß übersteigertes Arbeitsverhalten verschiedene Ursachen haben kann. Es gibt keine einheitliche Arbeitssucht-Persönlichkeit. Das legen auch die von S. POPPEL-

REUTER (1996) referierten Untersuchungen nahe, die jeweils unterschiedliche Dynamiken für die »Arbeitssucht« verantwortlich machen.

Menschen mit einer schizoiden Persönlichkeitsstruktur können ein übersteigertes Arbeitsverhalten an den Tag legen, wenn es sich um geistige Arbeit handelt. Ob die Arbeit Geld oder Anerkennung einbringt oder Macht verschafft, das ist dem Schizoiden nicht wichtig. Er tut Arbeit um ihrer selbst willen, weil sein Arbeiten höheren Zwecken dient. Die höheren Zwecke haben etwas mit der Vorstellung einer personalen oder apersonalen Gottheit zu tun oder mit der Menschheit als ganzer. Der Schizoide arbeitet kaum für Einzelpersonen; diese sind ihm oft weniger wichtig als seine Arbeit, von der er gerne annimmt, daß sie »den Menschen« im allgemeinen nützt. Das kann dazu führen, daß er seine Familie vernachlässigt, entweder indem er wenig Zeit mit ihr verbringt, oder indem er eine Arbeit wählt, die mit geringen Einnahmen verbunden ist, was ihm selbst zwar wenig ausmacht, worunter die Familie aber leidet.

Diesen Typ des »Arbeitssüchtigen« findet man unter erfolgreichen Wissenschaftlern relativ häufig. Obwohl sie meist nicht arbeiten, um Karriere zu machen, führt ihre Arbeit doch zu beruflichen Erfolgen. Beim Arbeiten werden sie nicht dadurch eingeschränkt, daß sie auf ihre Familie Rücksicht nehmen oder mit ihr gerne mehr Zeit verbringen möchten. Die Arbeit wird mit einer gewissen »Singlemindedness« verrichtet, es kommt zu einer ausschließlichen Konzentration auf die Arbeit, alles andere steht hinten an. Ein solches Verhalten ist für Menschen mit einer anderen Persönlichkeitsstruktur oft schwer einfühlbar.

Der Schizoide nimmt auch wenig Rücksicht auf seine eigene Gesundheit. Körperliche Warnsignale beachtet er kaum. So können Schizoide ein erhebliches Schlafdefizit ansammeln, die Arbeit hält sie wach. Der Schizoide fühlt sich zu seiner Arbeit selten gezwungen, er arbeitet aus sich selbst heraus, wenn man ihn läßt. Schizoide bezeichnet man oft als »fanatische Arbeiter«. Sie arbeiten »ohne Rücksicht auf Verluste«. Darunter kann nicht nur die eigene Gesundheit leiden, es leiden auch die Beziehungen zu anderen Menschen.

Wenn man sie am Arbeiten hindert, werden Schizoide unruhig. Sie wirken gereizt und reagieren auf den, der sie behindert, mit Zorn, auch wenn es die eigenen Angehörigen sind, die »mehr von ihm haben wollen« oder von ihm fordern, daß er eine Arbeit tut, die mehr Geld einbringt und dadurch die Existenz der Familie sichert oder ihre Lebensqualität erhöht.

Kann die Umgebung des schizoiden Menschen seine Arbeitsmotivation nicht nachvollziehen, werden ihr als Motive überwertige Ideen zugeschrieben. Im Vergleich zu anderen sind die Ideen, die er mit seiner Arbeit verfolgt, tatsächlich überwertig; ob man sie so nennen will, kommt auf den Normenbegriff an, von dem man ausgeht.

Für narzißtisch strukturierte Menschen ist es wichtig, daß Arbeit Anerkennung oder Bewunderung einbringt. Deshalb verrichten sie selten Arbeiten, die von der Gesellschaft nicht honoriert werden. Da sie personale Beziehungen oft nicht entwickeln, sondern Menschen eher als Funktionsbündel wahrnehmen, können sie, ähnlich wie schizoide Personen, rücksichtslos erscheinen, wenn es um ihre Arbeit geht. Sie »spannen« die Menschen ihrer Umgebung für ihre Zwecke ein. Wenn ihnen das zweckmäßig erscheint, können sie eine personale Beziehung vorspiegeln, etwas, das der Schizoide gerade nicht tut. Der nimmt es in Kauf, daß seine Beziehungen leiden, weil er sich um die Menschen, mit denen er in Verbindung steht, wenig kümmert.

Weil narzißtisch strukturierte Menschen auf den Erfolg angewiesen sind und »Entzugserscheinungen« erleben, wenn sie keinen Erfolg haben, wirkt ihr Arbeitsverhalten oft wie süchtig. Ist der Erfolg gering, suchen sie durch Mehrarbeit mehr Erfolg zu erreichen, was einer Dosissteigerung bei einer stoffgebundenen Sucht ähnelt.

Wenn die Erfolgsorientierung ihrer Arbeit dazu führen kann, daß sie Arbeiten tun, für die sie weniger Begabung haben als für andere, die weniger Erfolg versprechen, kann es sein, daß sie bei gleichem Arbeitseinsatz weniger erreichen als Kolleginnen und Kollegen, bei denen Arbeit und Begabung besser zueinander passen. Sie resignieren dann oder arbeiten mehr.

Narzißtisch strukturierte Menschen wechseln ihr Arbeitsfeld weniger aus Interesse an einer anderen Arbeit als aus Interesse an mehr Erfolg. Ähnlich wie die Schizoiden können sie, um ihre Arbeitsziele zu erreichen, »über Leichen gehen«, wozu sie aber nicht die Arbeit selbst und auch nicht eine »Sache«, für die sie arbeiten, sondern der mit Arbeit erreichbare Erfolg motiviert.

Hindert man sie am Arbeiten, werden sie oft sehr zornig. Narzißtisch strukturierte Menschen mit einem depressiven Verarbeitungsmodus von Aggression können dann die Aggression gegen sich selbst richten und depressiv werden, was sie wiederum am Arbeiten hindert. Haben sie wieder die Möglichkeit zu arbeiten, nimmt die Aggression ab und damit auch die Depression. Ist die Depression aber zu stark geworden, können sie die Arbeitsmöglichkeiten nicht nutzen. Das führt dann oft zu präsuizidalen Zuständen oder sogar zum Suizid.

Menschen mit einer überwiegend depressiven Persönlichkeitsstruktur verspüren keinen autochthonen Antrieb zu arbeiten. Die Initiative zu handeln wurde früh in der Entwicklung blockiert. Dennoch arbeiten sie, aber nicht deshalb, weil sie arbeiten wollen, weil die Arbeit mit Funktionslust verbunden ist oder weil sie Geld einbringt – mit dem sie sich Dinge leisten könnten, die andere genießen würden, die ihnen aber nicht viel bedeuten –, sondern weil ihr Gewissen sie dazu zwingt, also unter dem Druck ihres Über-Ichs, oder weil sie einem Ich-Ideal genügen wollen, das fleißiges Arbeiten beinhaltet. Kommen sie den Forderungen ihres Über-Ichs oder ihres Ich-Ideals nicht nach, führt das zu Selbstvorwürfen. Die nicht direkt erlebte Aggression gegen das Selbst führt zu depressiven Verstimmungen. Die Arbeitsfähigkeit wird dadurch eingeschränkt, was die Selbstvorwürfe und die latente Aggression gegen das Selbst erhöht. Es etabliert sich ein selbstverstärkender Kreisprozeß im Sinne eines Circulus vitiosus. Durch Mehrarbeit wird versucht, den Selbstvorwürfen entgegenzuwirken, was zu einer »Dosissteigerung« führt. Dadurch kommt es schließlich zu Erschöpfungszuständen. Beziehungen können vernachlässigt werden, weil der Druck zu arbeiten stärker ist als alles andere.

Manche Depressive weichen in ihre privaten Beziehungen aus. Wenn sie im Beruf keinen Erfolg haben, kümmern sie sich mehr um ihre Familie und versuchen, wenigstens ein guter Vater oder eine gute Mutter zu sein. Bei anderen wieder steigern sich die Selbstvorwürfe bis zu präsuizidalen Zuständen, zu Suizidversuchen oder zum vollendeten Suizid.

Depressive erhalten für ihre Arbeit oft wenig Anerkennung, weil sie meist wenig produktiv sind. Daß sie sich sehr anstrengen und doch keinen Erfolg haben, erleben sie als ungerecht. Ihrer Umgebung, die mehr auf das Arbeitsergebnis sieht als darauf, wie sehr sie sich anstrengen, werfen sie vor, ihre Anstrengung nicht zu honorieren. Mit Neid, der destruktive Formen annehmen kann, blicken sie auf Arbeitskollegen, die mit weniger Anstrengung mehr erreichen.

Die eingeschränkte Genußfähigkeit Depressiver kann direkt dazu führen, daß sie arbeiten, weil sie sonst wenig vom Leben haben und Arbeiten verdienstvoll finden. Häufig sagen Depressive, daß sie sich nichts gönnen. Ihr Verzicht ist aber gering, weil sie wenig genußfähig sind. Wenn sie sich mehr gönnen würden, wären sie damit konfrontiert, daß sie das, was sie sich gönnen, weniger genießen können als andere. Die Befriedigung, den Anforderungen des Über-Ichs und des Ich-Ideals zu genügen, kann das stärkste positiv getönte Erleben sein, das ihnen erreichbar ist.

Depressive dehnen ihre Arbeitszeit auch deshalb aus, weil sie mit ihrer Freizeit nichts anzufangen wissen. Daß sie ihre Freizeit nicht genießen können, hängt nicht nur mit ihrer eingeschränkten Genußfähigkeit zusammen, sondern auch damit, daß sie über wenig autochthonen Antrieb verfügen und deshalb keine Freizeitaktivitäten entwickeln. Freizeit kann für sie ausgesprochen quälend sein. Sie sitzen herum und werfen sich vor, daß sie nicht genug gearbeitet haben. Eigentlich müßten sie jetzt auch arbeiten.

Daß man in seinem Arbeitsfeld fast immer noch mehr tun könnte, wird für sie zur Forderung, mehr zu tun. Da sie ich-bestimmte Arbeit kaum kennen, sondern eigentlich immer durch Über-Ichs und Ich-Ideal zur Arbeit motiviert werden, fühlen sie sich dauernd unter Druck von innen, der oft schwerer zu ertragen ist als hohe Arbeitsanforderungen, die von außen kommen. Das hängt auch damit zusammen, daß die Inhalte von Über-Ichs und Ich-Ideal oft unscharf begrenzt sind. Die Grenzen erscheinen, wenn der Betreffende sie annähernd zu erreichen meint, weiter hinausgeschoben. Arbeitsanforderungen von außen dagegen sind oft deutlicher definiert. Es ist dem Depressiven klarer, wie er sie erfüllen kann, als wenn die Anforderungen von innen kommen.

Ein Zwanghafter kann Funktionslust empfinden, seine Arbeit wird aber mehr durch ein Streben nach Perfektion und Vollständigkeit motiviert. Einen süchtig erscheinenden Charakter nimmt die Arbeit des Zwanghaften in der Regel nicht an.

Ist die Arbeit des Zwanghaften aber durch latenten Protest gegen äußere Arbeitsanforderungen bestimmt, was zu einer Art unbewußt motiviertem Streik führen kann – der Betreffende bummelt oder kontrolliert die Arbeitsergebnisse immer wieder und wird deshalb mit der Arbeit nicht fertig –, kann es sein, daß der Zwanghafte für die Arbeit, die sein Beruf ihm vorschreibt oder die ein Vorgesetzter von ihm verlangt, mehr Zeit braucht als andere. Das kann dazu führen, daß der Zwanghafte nicht 8 oder 9, sondern 12 oder 14 Stunden arbeitet, ohne mit seiner Arbeit auf einen »grünen Zweig« zu kommen. Hier von einem suchtähnlichen Verhalten zu sprechen, wäre verfehlt.

Auch der Hang zum Perfektionismus, den die zwanghafte Struktur oft aufweist, kann die Arbeitszeit verlängern. Bei fast allen Arbeiten wird ein bestimmtes Maß an Genauigkeit verlangt, das nicht unterschritten werden sollte. Der Zwanghafte hat aber eigene Vorstellungen von der Perfektion, die er erreichen will. Gerade wenn man ihn auffordert, auf eine übertriebene Perfektionierung seiner Arbeitsergebnisse zu verzichten, bemüht er sich darum, es dennoch zu tun. Dabei fühlt er sich »im Recht«, denn nur seine Maßstäbe gelten. Für andere, die weniger Perfektion anstreben, weil sie die Perfektion, die sie erreichen wollen, nach funktionalen Gesichtspunkten bestimmen, blickt der Zwanghafte mit Verachtung. Solchen Berufskollegen, die schneller arbeiten, unterstellt er, daß sie weniger gründlich und weniger zuverlässig sind. Dabei kann es gerade dem Zwanghaften unterlaufen, daß er Fehler macht, denen Fehlleistungen aus einem latenten Protest zugrundeliegen. Die Zuverlässigkeit, nach der er strebt, erreicht er dann nicht, auch wenn er mehr Zeit darauf verwendet als andere.

Menschen mit einer phobischen Struktur neigen nicht zu übersteigertem Arbeitsverhalten. Impulse, etwas zu tun, erzeugen in ihnen eher Angst, allerdings nur, wenn ihre Arbeit nicht von außen durch eine freundliche oder wenigstens neutrale Person überprüft wird.

Phobische Menschen können sich überarbeiten, wenn man sie überfordert. Den depressiv Strukturierten sind sie darin ähnlich, daß sie wenig ich-bestimmte Arbeit tun können. Den Depressiven fehlt der Antrieb; beim Phobischen ist der Antrieb vorhanden, Impulse, etwas zu tun, machen aber Angst. Das kann etwa durch die Beziehung zu einem äußeren steuernden Vorgesetzten ausgeglichen werden (König 1996b).

Phobische Menschen stehen nicht wie depressive unter dem Druck eines strengen, fordernden Über-Ichs oder eines hohen Ich-Ideals. Ihr Selbstbild ist meist insofern negativ, als sie sich wenig zutrauen. Leisten sie wenig, bestätigt das ihr eigenes Bild von sich und vermindert ihr Selbstvertrauen. Allerdings neigen sie weniger zu Selbstvorwürfen als Depressive. Insgesamt ist der innere Druck, etwas zu leisten, geringer.

Bei der phallisch-narzißtischen Struktur, die man meist unter »hysterisch« subsummiert, geht es darum, für die eigenen Geschlechtseigenschaften Anerkennung oder Bewunderung zu erlangen. Gute Leistungsfähigkeit gehört zum Ich-Ideal des männlichen Stereotyps. Menschen mit einer phallisch-hysterischen Struktur sind oft sehr ehrgeizig. Aus dem Ehrgeiz kann ein übersteigertes Arbeitsverhalten resultieren, wobei dem Erreichen der ehrgeizigen Ziele alles andere untergeordnet wird und die Beziehungen leiden; nicht nur Beziehungen zu denen, mit denen konkurriert wird, sondern auch zu Menschen, mit denen nicht notwendig konkurriert wird, die aber zugunsten von Arbeitserfolgen vernachlässigt werden, zum Beispiel die Familie.

Da phallisch-narzißtische Menschen ein Konkurrenzstreben, das ihrem eigenen entspricht, auch bei anderen vermuten, achten sie bei den anderen auf kleinste Anzeichen davon. Sehen sie welche oder glauben sie, welche zu sehen, heizt das ihr eigenes Konkurrieren an.

Wird der gewünschte berufliche Erfolg nicht erreicht, kann dies zu Selbsthaß oder, bei depressiven Verarbeitungsmodi, zur Depression führen. Hier findet man ähnliche Verhältnisse wie bei den oben beschriebenen narzißtischen Strukturen, nur daß sich die Ziele phallisch-narzißtisch Strukturierter darauf beziehen, daß sie als starke Männer oder als starke Frauen anerkannt werden. Treten Mißerfolge bei der Arbeit auf, wird die eigene Attraktivität in Frage gestellt.

Andere wieder werden durch Mißerfolge motiviert, sich noch mehr anzustrengen und noch mehr zu arbeiten. Das Arbeitsverhalten phallisch-narzißtischer Menschen ist stark situationsabhängig. Haben sie Erfolg gehabt, können sie sich auf ihren Lorbeeren ausruhen. Das ist bei Menschen mit einer narzißtischen Struktur weniger gut möglich, weil sie – von einer Dauerzufuhr von Erfolgserlebnissen abhängig, – immer schon nach dem nächsten Erfolg streben müssen. Allerdings suchen hysterische Menschen, die nicht phallisch-narzißtisch strukturiert sind, ihre Erfolge meist weniger im Arbeitsbereich als im zwischenmenschlichen Bereich.

Menschen mit einer hysterischen Struktur, die Erfolge durch Charme und nicht durch Arbeit erreichen wollen, neigen natürlich nicht zu einem übersteigerten Arbeitsverhalten. Sie setzen auf die Karte des Charmes und arbeiten nur so viel, wie von ihnen verlangt wird – oder weniger.

Arbeitsrhythmen und Zeitstrukturierung

Während eines Urlaubs in Tunesien wunderte ich mich darüber, daß tiefgefrorener Fisch auf den Tisch kam, obwohl vor dem Hotel Fischer fischten. Man erklärte mir, daß eine kontinuierliche Versorgung des Hotels mit Fisch durch diese Fischer nicht gewährleistet werden könne. Sie fischten, bis sie genug verdient hatten, und machten dann mehrere Tage Pause. Eine kontinuierliche Versorgung ließ sich nur dadurch erreichen, daß der Fisch nach Tunis gebracht, dort eingefroren und dann zurücktransportiert wurde. Im Hotel bewahrte man ihn in Tiefkühlschränken auf und konnte ihn so jederzeit auf den Tisch bringen.

Der Wunsch der europäischen Gäste, Fisch zu essen, wann sie wollten (neben dem Pensionsessen gab es ein Restaurant, das täglich Fisch anbot), war nur unter Einsatz moderner Technik zu erfüllen. Die Fischer weigerten sich, ihren Arbeitsrhythmus den Bedürfnissen des Hotels anzupassen.

Daß jemand seine Arbeitszeit und seinen Arbeitsrhythmus selbst bestimmt, ist heute in Industriegesellschaften nur noch selten möglich, kommt aber doch vor. Ein Schriftsteller, ein Maler oder ein Übersetzer, die alle zu Hause arbeiten können und allenfalls auf den

Termin festgelegt sind, wann die Arbeit abgeliefert wird, können frei entscheiden, zu welchen Zeiten sie arbeiten und wann sie nicht arbeiten – sofern es ihr Kontostand zuläßt. Die Anwendung vernetzter Computer, die ein Arbeiten zu Hause ermöglicht, steckt bei uns zur Zeit noch in den Kinderschuhen. Es ist aber zu erwarten, daß sie sich ausbreiten wird. Dann wird der Anteil an Arbeitenden zunehmen, die über ihre Arbeitszeit mehr als bisher selbst bestimmen.

Für viele Menschen hat es aber nicht nur Vorteile, wenn sie ihre Arbeitszeit frei bestimmen können. Viele Schriftsteller halten bestimmte Arbeitszeiten ein. Sie setzen sich zu einem bestimmten Zeitpunkt vor die Schreibmaschine oder vor den Computer und beginnen ihre Arbeit, die sie dann zu einem bestimmten Zeitpunkt beenden. Eine feste Zeitstruktur erleichtert das Anfangen und verhindert, daß der Arbeitsbeginn hinausgeschoben wird oder daß der Schriftsteller zu lange arbeitet und am nächsten Tag keine Lust hat, wieder anzufangen. Die Schriftsteller wollen sich nicht darauf verlassen, daß der Arbeitsdrang regelmäßig so groß wird, daß sie beginnen zu arbeiten und es ihnen gelingt, die Gesamtmenge ihrer Abreit an einem bestimmten Tag so zu dosieren, daß kein Gefühl von Erschöpfung entsteht. Ähnliches berichten übrigens auch Naturwissenschaftler, die in Forschungsinstituten arbeiten und in der Wahl ihrer Arbeitszeit relativ frei sind.

Andererseits kann ein Arbeitsrhythmus, der nicht zu der Persönlichkeit des Arbeitenden paßt, große Schwierigkeiten machen. In dem Film *Moderne Zeiten* wird gezeigt, wie der Hauptdarsteller Charlie Chaplin durch die Zeitvorgaben eines Bandes gestreßt wird und schließlich auch während einer Pause die Handgriffe weiter ausführt, die an dem Band von ihm verlangt wurden. Er hatte die Selbstbestimmung über das, was er tat, weitgehend verloren.

Die Auswirkung starrer Zeitvorgaben, die dem persönlichkeitseigenen Arbeitsrhythmus nicht entsprechen, wird als Streßfaktor nicht immer deutlich genug gesehen. Zwar wird in manchen Industriebetrieben die Arbeit in kleinen Gruppen gefördert, aber auch in einer Gruppe kann durch die Mehrheit ein Arbeitsrhythmus vorgegeben werden, dem manche sich nur schwer anpassen können. Über seinen Arbeitsrhythmus kann man, wenn man mit anderen Menschen zusammenarbeitet, heute in der Regel nur in leitenden Positionen in einem gewissen, begrenzten Ausmaß selbst bestimmen. Der Gewerkschaftsboß Sandkühler soll auf die Vorhaltung, er setze sich für die 35-Stunden-Woche ein, arbeite aber selbst 70 Stunden pro Woche, geantwortet haben: »Aber nicht am Band.«

Schizoid strukturierte Menschen erleben eine ihnen aufgezwungene Zeitstruktur als Einschränkung ihrer Autarkie. Meist versuchen sie, in Nischen und Positionen zu geraten, in denen sie mehr Freiheit haben, auch wenn das mit Mindereinnahmen oder einem sozialen Abstieg verbunden ist. Sie können aber auch Glück haben und eine Arbeitsstelle finden, die ihnen zeitliche Freiräume und damit Gelegenheiten bieten, vorhandene Talente einzusetzen. In unserer Gesellschaft, in der die Zahl der Allein-Arbeitenden immer mehr zurückgeht, wird das aber zunehmend schwieriger.

Narzißtisch strukturierte Menschen können es als eine Kränkung erleben, wenn sie sich nach den Zeitvorgaben anderer richten müssen. Mehr als andere versuchen sie, eine ihnen gemäße Zeitstruktur aktiv durchzusetzen; im Unterschied zu den Schizoiden, die in den entsprechenden Situationen eher mit Rückzug reagieren.

Depressiv strukturierte Menschen empfinden Zeitvorgaben als Belastung, gleichzeitig wissen sie aber auch zu schätzen, daß eine festgelegte Zeitstruktur ihnen Inititative abnimmt. Ich erinnere einen Hochschullehrer, der sich viel in Universitätsgremien aufhielt, und zwar in solchen, die die Arbeit während der Sitzungen erledigten und nicht in solchen, bei denen man »Hausaufgaben« machen mußte. Er klagte über die vielen Gremien, in denen er war, und über die Anforderungen, die sie an ihn stellten, aber es fiel ihm leichter, diese Art von Arbeit zu tun, als Forschungsarbeit zu leisten. Seine Aufgaben in der medizinischen Versorgung bewältigte er allerdings gut: Hier wurde ihm Initiative abgenommen, da ihn die Patienten ja von sich aus beanspruchten und etwas von ihm verlangten, während ihm jede Arbeit, die Eigeninitiative erfordert hätte, viel schwerer fiel. Die Forschungsarbeiten, aufgrund derer er den Ruf auf seine Professur erhielt, hat er in einem Team durchgeführt.

Zwanghafte machen die geforderte Anpassung an eine Zeitstruktur oft zu ihrer eigenen Sache und blicken strafend auf andere, die es sich herausnehmen, der etablierten Zeitstruktur nicht in allem zu folgen. Allerdings gibt es auch zwanghaft strukturierte Menschen, die gegen eine vorgegebene Zeitstruktur durch Termine-Vergessen oder durch Bummeln anarbeiten; sie befinden sich in einem nicht offen ausgetragenen Protest gegen Fremdbestimmung.

Phobisch Strukturierte empfinden eine Zeitvorgabe meist als hilfreich, weil dann klar ist, was von ihnen bezüglich des Umgangs mit Zeit erwartet wird.

Hysterisch Strukturierte empfinden eine Zeitvorgabe als Einschränkung ihrer Spontaneität. Die Möglichkeit, spontan zu sein, stellt für sie einen hohen Wert dar. Sie ziehen ohnehin eher Berufe vor, bei denen eine regelmäßige Präsenz am Arbeitsplatz gefordert wird, sonst aber keine Zeitstruktur vorgegeben wird. Das ist zum Beispiel an einer Hotelrezeption der Fall, wo Präsenz in einem bestimmten Zeitraum gefordert wird, der Ablauf der Arbeit aber davon abhängt, wer zur Rezeption kommt oder wer anruft; mit jedem der Gäste, die kommen oder anrufen, kann der Betreffende dann auf seine Weise umgehen, sich etwa länger oder weniger lang mit der betreffenden Person beschäftigen. Entsprechendes gilt zum Beispiel für den Beruf der Reiseleiterin.

Nicht alle hysterisch strukturierten Menschen suchen allerdings diese Art von Tätigkeit. Hysterisch strukturierte Schauspieler müssen sich dem Konzept des Regisseurs anpassen. Sie streben den Schauspielberuf dennoch an, weil es ihnen viel Freude macht, in die Rolle anderer Menschen hineinzuschlüpfen und sich in diesen Rollen auf der Bühne oder im Film darzustellen. Haben die Schauspielerinnen und Schauspieler eine gewisse Prominenz erreicht, versuchen sie oft, ihre Spontaneität doch zu leben. Dann gelten sie als »schwierig«.

Arbeit und Pausen

Es gibt eine Persönlichkeitsstruktur, der das Einhalten und Nutzen von Pausen besonders schwer fällt: die depressive. Depressiv strukturierte Menschen haben Schwierigkeiten, eine Arbeit zu beginnen, aber auch Schwierigkeiten, eine Arbeit zu beenden, weil sie wissen, daß sie schwer wieder anfangen können, wenn sie einmal aufgehört haben. Auf diesen Aspekt gehe ich ausführlicher noch einmal in dem Kapitel über das Schreiben ein.

Depressiv strukturierte Menschen arbeiten oft, weil ihr Gewissen es ihnen befiehlt. Das Gewissen kann man meist nicht »abschalten«. Man kann versuchen, an etwas anderes zu denken, das Gewissen setzt sich aber dennoch durch, wenn es Anlaß hat, in Aktion zu treten. Ein solcher Anlaß kann schlicht darin bestehen, daß eine Arbeit noch nicht fertig ist. Eine längere Arbeit, die nicht an einem Tag fertig werden kann, läßt das Gewissen aktiv werden: »Eigentlich dürftest du jetzt nicht nichts tun, du müßtest arbeiten.« Depressiv Strukturierte können ihre freie Zeit deshalb nicht genießen. Manche depressiv Strukturierte gestatten sich Pausen nur, wenn sie es für eindeutig halten, daß die Pausen dazu dienen, sich für die Arbeit zu erholen. Sie dürfen dann aber nicht wirklich genossen werden, was ihre Erholsamkeit einschränkt.

Sehr deutlich zeigt sich diese Problematik bei den Angehörigen helfender Berufe. Die ihnen anvertrauten Patienten mit ihrem Leid hören ja nicht auf zu existieren, wenn der depressive Arzt, Psychologe oder Sozialarbeiter seine Arbeitsstelle verläßt. Der Helfer mag sich zwar sagen, daß von ihm nicht verlangt werden kann, die Krankheit oder die schwierige soziale Situation des Patienten an einem Tag zu beheben oder in Ordnung zu bringen, dennoch spürt er die Erwartung des Patienten nach Hilfe, oder er projiziert diesen Anspruch auf solche Patienten, die gar nicht damit rechnen, daß ihnen sofort geholfen werden kann. Die Patienten verfolgen den Helfer gleichsam in seine Freizeit hinein, manchmal rauben sie ihm auch den Schlaf. Die eigenen latenten Wünsche nach unbegrenzter Zuwendung projiziert der depressiv Strukturierte auf jene, denen er helfen soll.

Auch Menschen, die nicht in helfenden Berufen arbeiten, können ein Teil ihrer Arbeitsmotivation daraus beziehen, daß sie durch ihre Arbeit anderen Menschen nützlich sind. Natürlich sind nicht alle Berufe für Menschen nützlich. Es gibt sogar manche Tätigkeiten, durch die man Menschen unter dem Strich eher schadet als nützt. Man denke an Texter oder Graphiker in einer Werbeagentur, die Werbung für Zigaretten macht. Wer für Zigaretten wirbt, macht sich dadurch schuldig. Solche Werbefachleute können rechtfertigende Ideologien entwickeln, die auf schwachen Füßen stehen, zum Beispiel eine Ideologie der Freiheit: Der Kunde solle selbst bestimmen, ob er die Zigaretten kauft oder nicht, die letzte Entscheidung liege bei ihm. Andere denken zynisch. Sie sagen, es sei ihnen egal, womit sie ihr Geld verdienen, wenn ihnen die Arbeit nur Spaß mache. Menschen, die davon ausgehen, daß ihre Arbeit anderen nützt, können eher Gewissensbisse bekommen, wenn sie nicht arbeiten.

Für viele Menschen ist aber die Arbeit selbst ein hohes Gut. Wer arbeitet, ist wertvoller als jemand, der das nicht tut. Wer viel arbeitet, ist wertvoller als jemand, der wenig arbeitet. Wer gut arbeitet, ist wertvoller als jemand, der schlecht arbeitet.

Diese Annahmen wirken sich abwertend und destruktiv aus, wenn sie als das alleinige oder als das wesentlichste Kriterium zur Beurteilung von Menschen angewandt werden. Wer aus irgendwelchen Gründen nicht mehr arbeiten kann, hätte aus dieser Sicht seinen Wert verloren; es sei denn, man gesteht ihm zu, daß er durch die früheren Arbeiten ein gewisses »Kapital« an Verdiensten erworben hat, von dem er jetzt zehren darf.

Wenn jemand annimmt, sein Wert werde durch Arbeit gesteigert und durch Müßiggang vermindert, kann er aus diesem Grund Schwierigkeiten haben, Pausen einzulegen. Als Leiter einer Abteilung an einem Krankenhaus konnte ich immer wieder beobachten, daß neue Assistenten vermuteten, ich würde lange Arbeitszeiten besonders schätzen. Ein Assistent hat mir später berichtet, daß er mir nach Ende der üblichen Arbeitszeit in der Klinik begegnete, als ich etwas aus meinem Dienstzimmer holen wollte und davon überrascht war, daß ich ihn skeptisch anblickte, statt ihn für seinen Arbeitseifer zu loben.

Natürlich kann man es mit dem Genießen von Pausen auch übertreiben. Menschen, die in ihrer Arbeit wenig Befriedigung finden, aus welchen Gründen auch immer, berichten oft stolz darüber, wie gut sie ihre freie Zeit anwenden können. Freizeitbetätigung machen sie zum eigentlichen »Beruf«, etwa in Vereinen oder Initiativen, die Arbeit ist nur Broterwerb. Sie wird dann oft auch vernachlässigt. Wenn ich von einem Patienten höre, daß er vielfältige Freizeitbeschäftigungen hat, kann das ein gutes Zeichen für seine Initiative und seine Genußfähigkeit sein. Es ist aber auch möglich, daß er damit einen Mangel an Erfolgserlebnissen bei der Arbeit kompensieren will. Dann muß man untersuchen, ob solche Erfolgserlebnisse in der Arbeit möglich sind oder dem Patienten durch eine Therapie ermöglicht werden könnten. Manchen Menschen bleibt gar nichts anderes übrig, als ihre Initiative und Kreativität in der Freizeit auszuleben. In ihrer Berufsarbeit findet sich kein Platz dafür, etwa bei Tätigkeiten innerhalb hochgradig maschineller Fertigungen.

Depressive füllen ihre Freizeit, wenn sie sie sich nehmen, mit vielerlei Beschäftigungen, zu denen sie sich von außen anregen lassen. Sie wollen »in Gang bleiben« nach dem Motto: »Wer rastet, der rostet.« Diese Menschen haben Angst davor, innezuhalten und sich ihres Mangels an Initiative bewußt zu werden. In einem Sportverein, in einem Schützenverein oder sonst einer Vereinigung, besonders auch in allgemeinnützigen Vereinen, gibt es immer Menschen, die etwas von einem wollen. Die Initiative, etwas zu tun, muß nicht generiert werden. Der Anstoß kommt von außen.

Die depressive Struktur ist weit verbreitet. Neben den Angststörungen finden sich depressive Symptome in der Anspruchnahme-Klientel psychotherapeutischer Ambulanzen am häufigsten (RUDOLF 1991). Entsprechend ist der Umgang mit Pausen bei vielen unserer Patientinnen und Patienten ein großes Problem. Manchmal muß man sich darauf beschränken, vor allem in Kurzzeittherapien, sie in der Auffassung zu bestärken, daß Pausen notwendig seien, um Erholung zu ermöglichen und so die Arbeitsfähigkeit zu erhalten und die Qualität der Arbeit zu verbessern. Sie seien deshalb verpflichtet, Pausen zu machen und sich darum zu kümmern, daß sie sich in den Pausen erholen. Eine solche Auflage wirkt auf das Gewissen der Patienten und entlastet es. In Langzeittherapien hat man eher Gelegenheit, die Hintergründe einer mangelnden Fähigkeit zu bearbeiten, Pausen zu machen.

Auch heute noch, da die Werbung es als selbstverständlich darstellt, daß der Mensch freie Zeit hat und auch ein Recht dazu hat, Pausen zu genießen (Lila Pause heißt etwa ein Schokoriegel), gibt es viele Menschen, die das nicht auf sich beziehen können. Die Aussage: »Man gönnt sich ja sonst nichts«, wenn sich jemand etwas gönnt, hat allerdings einen ironischen Beiklang bekommen. Tatsächlich gibt es heute nicht mehr so viele Menschen wie noch vor zwanzig oder vierzig Jahren, die sich nichts »gönnen«. Es wird auch nicht mehr so positiv bewertet, wenn jemand nur die Interessen anderer im Auge hat und die eigenen gar nicht. Das gilt allerdings eher für die soziale Einschätzung, nicht aber für die inneren Anforderungen, die mit dem Charakter einer Person zusammenhängen.

Urlaub

Urlaub führt in der Regel zu einer länger dauernden Unterbrechung der Berufsarbeit. Davon gibt es allerdings Ausnahmen. Als Psychoanalytiker im Sommer mehrere Monate Urlaub machten und diesen zusammen mit der Familie in einer sogenannten »Sommerfrische« verbrachten, nahmen manche von ihnen einzelne Patienten mit und führten die Behandlung dort weiter.

Viele Industriemanager müssen auch während des Urlaubs erreichbar sein, lassen sich über den Betrieb berichten und treffen Entscheidungen. Gleiches gilt für hochrangige Politiker. Die neuen Technologien machen das auch immer einfacher und forcieren es damit.

Für die meisten Menschen besteht aber keine Notwendigkeit, während des Urlaubs mit ihrer Arbeitsstelle in Verbindung zu bleiben und einen Teil ihrer Arbeit aus der Ferne weiterzumachen. Viele Menschen spüren jedoch die Notwendigkeit, Arbeit mitzunehmen. Zum Beispiel kenne ich Kolleginnen und Kollegen, die mit einem Koffer voll Bücher in den Urlaub fahren. Viele davon berichteten, daß sie die Bücher ungelesen und mit schlechtem Gewissen wieder zurückbringen. Tatsächlich gibt es heute kaum ein Arbeitsgebiet im Bereich der sogenannten helfenden Berufe, und wahrscheinlich auch nur sehr wenige in anderen Berufen, wo man seine Kompetenz nicht durch mehr Lesen von Fachliteratur verbessern könnte. Andererseits ist aber auch richtig, daß die mit einem Urlaub verbundene Erholung die Qualität der Arbeit auf andere Weise verbessern kann. Es gilt, sich zu entscheiden: auch im Urlaub zu arbeiten oder sich ausschließlich zu erholen. Ich finde es interessant, wie viele Leute sich für ein Weiterarbeiten im Urlaub entscheiden, dieses dann aber nicht durchhalten. Das dürfte damit zusammenhängen, daß man sich ja nicht nur erholen will, um nachher besser arbeiten zu können, sondern daß die Erholung auch einem inneren Bedürfnis entspricht und daß man während eines Urlaubs viele schöne Dinge tun kann. Der Urlauber folgt dann seinen »Neigungen« und nicht der »Pflicht«.

Viele Menschen möchten auch während ihres Urlaubs »etwas« tun; das macht ihnen Spaß. Man möchte aktiv sein und nicht nur etwas passiv auf sich wirken lassen, zum Beispiel eine Landschaft, die man betrachtet. Hier begegnen wir wieder der Funktionslust, etwa während eines Skiurlaubs oder beim Wandern. Auch kann es attraktiv sein, neue Menschen kennenzulernen und mit ihnen umzugehen.

Für nicht wenige bedeutet der Urlaub ein Kontrastprogramm. Wer in seiner Arbeit viel mit Menschen umgeht, sucht vielleicht einen abgelegenen Urlaubsort mit wenig Betrieb. Ein Technischer Zeichner oder eine Büroangestellte, die den Arbeitstag vor dem Reißbrett oder dem Computer verbringen, wollen im Urlaub vielleicht lieber unter Menschen sein. Andere wählen die Art ihres Urlaubs nach einem Ähnlichkeitsprinzip: Wer im Beruf viel mit Menschen umgeht, sucht auch den Umgang mit Menschen im Urlaub oder vermißt ihn, wenn er dazu keine Gelegenheit hat. Wer mehr mit Dingen umgeht als mit Menschen, wird sich vielleicht auch im Urlaub von anderen Menschen fernhalten. Wichtig ist, daß man die eigenen Bedürfnisse erkennt und bei der Wahl der Art des Urlaubs berücksichtigt.

Bekanntlich stimmen die Urlaubsbedürfnisse in Partnerschaften nicht immer überein, was zu energieverzehrenden Konflikten führen kann. Der Mann möchte in die Berge, die Frau ans Meer oder umgekehrt. Man fährt abwechselnd in die Berge und ans Meer oder der eine entschließt sich, die eigenen Interessen zurückzustellen. Aus solchen Problemen ergeben sich mehr Konflikte in Partnerschaften, als viele denken.

Aus den unterschiedlichen Interessen entstehen während eines Urlaubs auch sonst Konflikte. Wer es für ideal ansieht, alles mit dem Partner gemeinsam zu tun, wird mehr Konflikte haben als jemand, der sich und dem Partner mehr Eigenständigkeit zugesteht und deshalb gar nicht davon ausgeht, daß die Interessen sich decken müssen.

Viele Urlauber haben unzutreffende Vorstellungen darüber, wie ein Urlaub sein sollte, bei dem sie sich gut erholen. Wer »viel um die Ohren hat«, entwickelt vielleicht die Phantasie, ein Urlaub, in dem er »alle Viere« von sich streckt und gar nichts tut, sei für ihn am erholsamsten. Er plant einen solchen Urlaub und findet bald, daß er ihn nicht aushalten kann, weil sich unerträgliche Gefühle von Langeweile und innerer Leere einstellen. Es handelt sich um jemanden, der die Anregung von außen braucht und selbst wenig Initiative entwickelt. Das gilt besonders für depressiv strukturierte Menschen. Für sie ist ein Urlaub, der sie nicht irgendwie fordert, in Wirklichkeit eine Überforderung. Sie erholen sich besser während eines Urlaubs, der ihnen etwas zu tun gibt. Manche depressiv strukturierte Menschen kommen am besten zurecht, wenn sie die erste Woche eines Urlaubs mit Aktivitäten verbringen, die anderer Art sein müssen als die Aktivitäten ihres Berufs – zum Beispiel machen sie eine Besichtigungsreise. Dabei haben sie etwas zu tun, auch wenn die Aktivität nur darin besteht, sich zwischen den verschiedenen Sehenswürdigkeiten fortzubewegen. Die neuen Eindrücke löschen das An-die-Arbeit-Denken. Anschließend können sich solche Menschen auch im Nichtstun erholen; die Besichtigungsreise war dafür ein Übergang. Depressiv Strukturierte, die sich eine Pause nur gönnen können, wenn sie vorher ausreichend gearbeitet haben, können die Besichtigungstour als Arbeit erleben.

Zuspätkommen

In diesem Kapitel soll es um zwei Formen des Zuspätkommens gehen. Einmal das Zuspätkommen im engeren Sinne, das Zuspätkommen zu einem bestimmten Termin, und dann um die Art des Zuspätkommens, von der Gorbatschow gesagt hat: »Wer zu spät kommt, den bestraft das Leben.«

Termine können vereinbart werden, oft werden sie von anderen festgesetzt. Das gilt zum Beispiel für den Beginn der Arbeitszeit. Es gibt Betriebe, wo zwischen einer Kernzeit, in der alle anwesend sein müssen, und einer Gleitzeit unterschieden wird, die dem Arbeitnehmer eine gewisse Wahlmöglichkeit läßt. Die Einführung der Computer und ihrer Vernetzung macht es heute möglich, daß jemand zu

Hause arbeitet und den Beginn der Arbeit, das Ende der Arbeit und seine Pausen in weitem Umfang selbst bestimmen kann.

Betriebe, in denen das praktiziert sind, sind aber noch selten. Die meisten Betriebe erwarten von ihren Mitarbeiterinnen und Mitarbeitern, daß sie zu einem bestimmten Zeitpunkt mit der Arbeit beginnen. In Handwerksbetrieben wird meist früher mit der Arbeit begonnen als etwa in wissenschaftlichen Institutionen oder in Behörden. Geschäfte öffnen in einem Zeitraum von 8.00 bis 10.00 Uhr, je nachdem, was sie verkaufen. Lebensmittelgeschäfte beginnen früher zu verkaufen als Buchhandlungen. Die Öffnungszeiten werden nach den Bedürfnissen der Käufer ausgerichtet. Eine Hausfrau soll Lebensmittel einkaufen und anschließend noch kochen können. Die Inanspruchnahme-Klientel von Buchläden gehört meist zur Mittelschicht, die oft bis spät in den Abend hinein arbeitet und am nächsten Morgen später aufsteht. Die Arbeitszeit von Universitätsprofessoren und von Richtern ist nicht ausdrücklich festgelegt, aber auch sie müssen sich an Termine halten, die sie nicht völlig frei bestimmen können, etwa an die Zeiten ihrer Vorlesungen oder von Gerichtsverhandlungen.

Ein Termin, zu dem eine bestimmte Arbeit verrichtet werden muß, kann also von den meisten Menschen nicht völlig frei gewählt werden. Die Vereinbarung eines Termins, meist unter der Berücksichtigung der Interessen eines Gesprächspartners oder eines Klienten, wird in Mitteleuropa allgemein als bindend angesehen. In anderen Ländern, zum Beispiel in Spanien, werden Terminvereinbarungen wesentlich lockerer gehandhabt.

Das Gebundensein an Termine ruft nun bei vielen Menschen einen inneren Protest hervor, der oft vorbewußt bleibt. Auch wenn jemand bewußt der Meinung ist, daß er Termine einhalten sollte, kann sich in ihm doch etwas dagegen sträuben. Das führt dann zum Beispiel dazu, daß der Betreffende die Zeit, die er aufwenden muß, um einen bestimmten Termin einzuhalten, etwa um sich umzuziehen oder die er für den Weg benötigt, falsch einschätzt. Das Ergebnis ist: Er kommt zu spät, obwohl ihm das unangenehm ist. Menschen mit einer hysterischen Struktur haben meist ohnehin Schwierigkeiten, die Zeit einzuschätzen, die sie für etwas brauchen. Ein innerer Protest verstärkt das noch.

Natürlich können auch Fehlhandlungen zu einem Zuspätkommen führen. Ein Wecker wird falsch eingestellt oder versehentlich nicht eingeschaltet. Das Versehen ist aus dem Vorbewußten heraus determiniert. Wenn ich hier von Vorbewußtem spreche, meine ich das, was J. und H. M. SANDLER (1985) als das »Gegenwarts-Unbewußte« bezeichnen, das vom Bewußten durch einen »zweiten Zensor« getrennt ist, im Unterschied zum infantilen Unbewußten, das vom Gegenwarts-Unbewußten durch eine Zensur-Schranke getrennt wird.

Manchmal ist die Zensur-Schranke zwischen dem Gegenwarts-Unbewußten und dem Bewußten so dicht, daß der Betreffende es weit von sich weist, »eigentlich« zu spät kommen zu wollen. Anderen wieder ist der innere Protest auf dem Wege der Introspektion zugänglich. Sie können erkennen, daß sie es als eine Zumutung empfinden, einen Termin einzuhalten, den andere mehr oder weniger bestimmt haben.

Ein innerer Protest kann sich selbst dann regen, wenn jemand den Termin nur nach seinen eigenen Bedürfnissen festgesetzt hat und die Person, mit der ein Termin vereinbart wurde, keinen Einfluß auf den Zeitpunkt hatte, oder man den Termin für eigentlich sinnvoll hält. Der Protest richtet sich dann dagegen, festgelegt und gebunden zu sein. So kann jemand eine Karte für ein Konzert oder eine Theateraufführung kaufen und den vorgegebenen Zeitpunkt geeignet finden. Beispielsweise ist es sinnvoll, daß Konzerte oder Theateraufführungen abends zu einer bestimmten Zeit stattfinden. Der Protest richtet sich dagegen, eine bestimmte Zeit an einem Ort sein zu müssen und nicht die Freiheit zu haben, woanders hinzugehen. So kann jemand, der eine Eintrittskarte für ein Konzert gekauft hat, »plötzlich« in den Stunden vor dem Konzert den Eindruck haben, er habe gar keine Lust zu dem Konzertbesuch. Manche empfinden eine große Müdigkeit, die sie auf die Arbeitsbelastung des Tages zurückführen, obwohl sie an anderen Tagen bei gleicher Arbeitsbelastung nicht so müde sind. Die Müdigkeit ist Folge des inneren Protestes, der nicht bewußt werden soll und unter Energieaufwand niedergehalten werden muß. Gleichzeitig kann die Müdigkeit als rationalisierende (KÖNIG 1996) Begründung dafür dienen, daß der Betreffende nicht aus dem Haus gehen mag. Es kann sein, daß er dann zu Hause bleibt und seine Karte verfallen läßt; oder er versucht, seine Karte zu verkaufen oder zu verschenken, oder er geht zum Konzert, kommt aber zu spät. Das Zuspätkommen ist hier eine Kompromißhandlung zwischen dem Wunsch, in der Verwendung der eigenen Zeit frei zu sein, und dem ursprünglichen Wunsch, das Konzert zu besuchen.

Wer zu spät kommt, fällt meist auf. Handelt es sich um einen Termin mit einer anderen einzelnen Person oder einer Gruppe von Personen, wartet der oder warten die auf den zu spät Kommenden. Dieser ist ihnen dann in der Wartezeit intensiv präsent. Kommt jemand zu einem Konzert zu spät, stört er andere und wird deshalb wahrgenommen.

Menschen, die ein großes Bedürfnis nach Beachtung haben, auch wenn diese Beachtung alles andere als freundlich ist, nehmen die aggressiven Gefühle, die sie bei anderen hervorrufen, in Kauf, wenn sie nur beachtet werden.

Andere, die zu spät kommen, haben in ihrer Familie die Position des Sündenbocks innegehabt; eine Position, mit der sie vertraut sind. Das Zuspätkommen ist dann eine Möglichkeit unter anderen, den Ärger und die Ablehnung einer Bezugsgruppe auf sich zu ziehen. Man kann sich natürlich fragen, warum jemand eine Situation wiederholen will, die ihm schon in der Kindheit unangenehm war. S. FREUD (1916/1917) sprach von Wiederholungszwang, den er später (FREUD 1920) mit dem von ihm konzeptualisierten, heute nur von einem Teil der Psychoanalytiker akzeptierten Todestrieb in Verbindung brachte. J. SANDLER (1976) spricht von einem Sicherheitsbedürfnis, das einen Menschen dazu bringt, Situationen zu inszenieren, mit denen er vertraut ist und mit denen er deshalb umgehen kann (BISCHOFF 1985). Ich selbst nenne es ein Bedürfnis nach Familiarität (KÖNIG 1982; 1997a; 1997b), weil ich davon ausgehe, daß die Tatsache, daß man sich in einer vertrauten »familiären« Situation befindet, positiv getönte Emotionen auslöst, die mit denen vergleichbar sind, die man bei der Rückkehr an einen Ort empfindet, wo man seine Kindheit verbracht hat. Solche Emotionen können auch in Arbeitsteams ausgelöst werden. So kultiviert jemand sein Zuspätkommen und »findet« sich auf diese Weise wieder. Es handelt sich also um eine Art Heimatgefühl. Die ablehnenden Gefühle der Kollegen gehören gleichsam dazu.

Diese konservative Tendenz ist bei Personen unterschiedlichster

Charakterstruktur verschieden stark ausgeprägt, daneben hängt sie auch vom Alter ab. Zwanghaft strukturierte Menschen streben Vertrautheit eher an als hysterisch strukturierte. Der Wunsch des Zwanghaften nach Vertrautheit ist mehr als bei anderen von einem Wunsch nach Sicherheit bestimmt. Jede Veränderung kann Chaos bringen. Es scheint mir plausibel anzunehmen, daß der Wunsch, Vertrautes zu bewahren, weil es eine Art Heimatgefühl hervorruft, allen Menschen gemeinsam ist und am ehesten vom Alter abhängt. Der Wunsch nach Sicherheit ist beim Zwanghaften besonders ausgeprägt und hat beim Hysterischen einen viel geringeren Stellenwert.

Menschen mit einer schizoiden Struktur nehmen hier insofern eine Sonderstellung ein, als sie von der äußeren Realität vergleichsweise wenig wahrnehmen und ihre innere Welt nach außen projizieren, so daß sie immer meinen könnten, sich in einer vertrauten Umgebung zu befinden. Schizoide, die zu spät kommen, protestieren gegen die Einflußnahme durch andere aus einem anderen Grund als Zwanghafte. Zwanghafte fühlen sich durch die Einflußnahme anderer versklavt, unterworfen, in eine »niedrige« Position gebracht. Schizoide fürchten etwas anderes, nämlich daß die Einflußnahme anderer ihre Individualität zerstören könnte. Das hängt mit ihrer Phantasie zusammen, die Grenzen zwischen ihnen selbst und einem Gegenüber seien durchlässig; etwas, was sie im Sinne der schizoiden Symbiose wünschen, gleichzeitig aber auch fürchten müssen; vor allem dann, wenn der andere anders ist als sie selbst. Sie haben Angst davor, der andere könne in sie eindringen und sie von innen heraus besetzen und verändern; eine Befürchtung, die man im übrigen gut aus den Vergiftungsphantasien und sonstigen Beeinflussungsphantasien schizophrener Menschen kennt, wo diese Befürchtungen psychotische Qualitäten haben. Der schizoide, nicht-psychotische Mensch hat nicht die *bewußte* Befürchtung, andere könnten seine Individualität verändern oder zerstören. Er verhält sich aber so, als sei diese unbewußte Befürchtung bewußt. Gegen die befürchtete Gefahr schützt er sich durch ein Streben nach Autarkie, die durch die Vereinbarung eines Termins eingeschränkt wird. Am liebsten wäre es den schizoiden Menschen, wenn sie keine Vereinbarungen zu treffen bräuchten, sondern wenn der andere, mit dem sie sich treffen wollen, von sich auf den Gedanken käme, den gleichen Ort aufzusuchen, an den der Schizoide denkt und zur selben Zeit wie der Schizoide dort ankäme. Hier drückt sich auch der Wunsch nach einer Art Zwillingsbeziehung (KOHUT 1973) aus, in der zwei Individuen in ihren Wünschen und den daraus folgenden Handlungen übereinstimmen. Dann besteht auch keine Gefahr, durch Einflüsse des anderen die eigene Individualität zu verlieren.

Mit dem oben zitierten Ausspruch »Wer zu spät kommt, den bestraft das Leben« meinte M. Gorbatschow die negativen Folgen eines übersteigerten Konservativismus. Konservativ sein heißt, Überkommenes zu bewahren. Der Konservative ist Neuem gegenüber skeptisch, weil es noch nicht erprobt ist und es sich nachteilig auswirken kann. Zu einer konservativen Einstellung paßt auch: »Lieber den Spatz in der Hand als die Taube auf dem Dach.« Die Maxime: »Das Bessere ist der Feind des Guten« wird vom Konservativen so verstanden, daß das Bessere entweder nur scheinbar besser sei oder daß es das Gute zerstören kann. Er meint nicht, daß man auf das Gute zugunsten des Besseren verzichten sollte.

Oben bin ich darauf eingegangen, daß Konservativismus zweierlei Motive haben kann: einen Wunsch nach Sicherheit und einen Wunsch, Vertrautes wiederzufinden. Bei älteren Menschen, die sich auf neue Situationen nicht so gut einstellen und auch mit ihnen nicht so gut umgehen können wie jüngere, kombiniert sich der Wunsch, eine Art Heimatgefühl zu erleben oder zu erhalten, mit der Angst vor Veränderungen, die sie nicht bewältigen können.

Natürlich ist das Neue nicht immer das Bessere. Bei vielen Neuerungen überwiegen die Vorteile aber eindeutig. Zum Beispiel kann man in Familienbetrieben beobachten, daß der Sohn Neuerungen einführen will, die etwas damit zu tun haben, daß er besser ausgebildet wurde als der Vater. So kann EDV in einem Hotelbetrieb einen erheblichen Rationalisierungsgewinn bringen und es dem Besitzer ersparen, abends noch Belege zu ordnen und Rechnungen vorzubereiten. Mit dem Computer umzugehen, hat der Sohn auf der Hotelfachschule gelernt.

Im Falle der Computer-Software ist ein Umlernen älteren Menschen natürlich weniger leicht möglich als jungen, und sie sind meist auch weniger motiviert dazu, weil die Neugier mit zunehmendem

Alter abnimmt. Wieviel Neugier einem alten Menschen bleibt, hängt natürlich auch von der Ausgangslage ab. Jemand, der als junger Mensch sehr neugierig war, wird vielleicht als alter Mensch durchschnittlich oder sogar überdurchschnittlich neugierig sein und sich deshalb lieber als andere Altersgenossen mit Neuerungen beschäftigen. Ein Mangel an Neugier bei den leitenden, aber auch bei den ausführenden Mitarbeitern kann die Produktivität eines Betriebes hemmen und ihn sogar in seiner Existenz gefährden, aber ein Zuviel an Neugier ebenfalls, wenn sie zu unfundierten Experimenten führt.

Zuspätkommen hat aber nicht immer nur mit der Persönlichkeitsstruktur zu tun, in die auch das Alter eingeht. Es gibt auch ein übertragungsbedingtes Zuspätkommen. Die Übertragung eines autoritären Vaters auf den Chef kann bewirken, daß dem Chef ein autoritäres Verhalten zugeschrieben wird, auch wenn ein solches Verhalten nicht stattfindet oder weniger ausgeprägt ist, als es beim Vater war.

Schon die Tatsache, daß ein Mann Chef ist, stellt eine Ähnlichkeit mit der Position eines »Familienoberhaupts« her. Wer den autoritären Vater auf den Chef überträgt, kann zur Arbeit zu spät kommen, sonst aber pünktlich sein. Aber auch das autoritäre Verhalten einer Person in der aktuellen Familie, zum Beispiel die Forderung einer Partnerin, zum gemeinsamen Essen pünktlich zu sein, kann, hier geschlechtsunabhängig, als autoritär erlebt werden, eine entsprechende Übertragung des Vaterobjekts auslösen und zu einem Zuspätkommen führen. Natürlich kann auch eine autoritäre Mutter auf den Chef oder die Partnerin übertragen werden. Umgekehrt kann jemand einen toleranter Vater oder eine tolerante Mutter auf den Chef oder auf die Partnerin übertragen, was dann vielleicht zur Folge hat, daß der Übertragende sich mehr herausnimmt als er es täte, wenn er die Toleranz von Chef oder Partnerin realitätsgerechter einschätzen würde.

Zuspätkommen kann auch eintreten, wenn jemand sich leicht ablenken läßt. Hysterische Menschen unterschätzen den Arbeitsaufwand, den bestimmte Arbeitsvorgänge erfordern, und kommen deshalb zu spät von zu Hause oder von der Arbeit weg. Schizoide Menschen können sich in ihrer Phantasie verlieren und die aktuellen Arbeitsanforderungen »vergessen«. Depressiv Strukturierte haben oft Schwierigkeiten, sich aus einer Interaktion mit einem anderen Menschen zu lösen, so daß sie die Interaktion nicht rechtzeitig beenden, um pünktlich zu einer Verabredung zu kommen. Hier spielt eine Rolle, daß Depressive dazu neigen, den zufrieden stellen zu wollen, der gerade da ist. Der aktuelle Interaktionspartner ist anwesend, der Partner, mit dem eine Verabredung getroffen wurde, nicht.

Narzißtisch strukturierte Menschen, die andere vorwiegend in ihren Funktionen wahrnehmen und nicht oder weniger als Person, vertragen es schlecht, auf andere zu warten, lassen aber die anderen warten, weil deren Zeit ihnen nicht wichtig ist. Der andere muß seinen Ärger dann schon deutlich ausdrücken, um mit seinem Interesse, daß die Verabredung pünktlich eingehalten wird, wahrgenommen zu werden. Der narzißtisch strukturierte Mensch wird dann vielleicht den Eindruck bekommen, daß sein Umgang mit den Verabredungen die Beziehung stört, was ihm selbst zum Nachteil gereicht und sein Verhalten ändern.

Menschen, die auf Pünktlichkeit übergroßen Wert legen und in ihren Anforderungen an andere, Termine pünktlich einzuhalten übertreiben, können den realistisch motivierten Protest derer hervorrufen, an die solche Ansprüche gestellt werden. Übertriebene Anforderungen an Pünktlichkeit werden als ungerechtfertigte Machtausübung wahrgenommen. Der Protest kann aber auch übersteigert sein, wenn der andere auf Einflußnahmen empfindlich reagiert, weil er partout nicht beeinflußt werden möchte.

Arbeitsstörungen im Lebenszyklus

Schule und Universität

Es gibt Studenten, die schon als Schüler große Schwierigkeiten hatten zu lernen. Sie schoben ihre Schwierigkeiten vielleicht auf die schlechten Lehrer in der Schule ab oder darauf, daß sie Dinge lernen mußten, die sie nicht interessierten. Sie hofften, an der Universität groß herauszukommen und müssen dann entdecken, daß sie nicht begabt genug sind, um ihr Studium zu schaffen. Umgekehrt gibt es Schüler, die in ihrer Klasse zu den Besten gehörten und ein Fach studieren wollen, in dem sie besonders gut waren. An der Universität treffen sie dann auf andere sehr gute Schüler. Ein Physikstudent sieht sich mit den vielen anderen konfrontiert, die in der Schule in Physik gut waren, und erlebt eine ungewohnte Konkurrenz. Die Erwartung, an der Universität wieder zu den Besten zu gehören, erfüllt sich nicht. Er gehört eher zum Durchschnitt. Viele Studenten zweifeln in einer solchen Situation an ihren Fähigkeiten. Es kann dann geschehen, daß sie das Studium aufgeben.

Gerade die begabten Schüler lernen an der Schule oft nicht, wie man systematisch arbeitet. Als Schüler waren sie stolz darauf, gut mitzukommen, ohne sich anstrengen zu müssen. Den Anforderungen einer Universität sind sie mit ihrem Arbeitsstil aber nicht gewachsen. Sie haben auch nicht gelernt, daß zu jeder spezialisierten Tätigkeit auch Routinearbeit gehört, die geleistet werden muß, damit man die interessanten Dinge tun kann.

Andere Probleme haben Studenten, die schon als Schüler erlebten, daß der Vater oder die Mutter viel arbeiteten, beruflich aber nur wenig erreichten. Wenn etwa der Vater in seinem Beruf unzufrieden ist, vermittelt er den Kindern, daß man »sich totarbeiten kann, ohne daß es einem gedankt wird«. Viel Arbeit konnte den Erfolg nicht bewirken. Entsprechendes gilt natürlich auch für eine Berufstätigkeit der Mutter.

Treiben sich Eltern, obwohl sie im Beruf wenig Erfolg haben, aus einem Pflichtgefühl heraus doch zur Arbeit an und geht das auf Kosten ihrer Freizeit, können die Kinder eine Gegenposition entwickeln, die beinhaltet, daß man das Leben genießen sollte und Arbeit nicht so wichtig sei. Eine solche Einstellung ist natürlich auch nicht geeignet, aufwendiges Lernen zu fördern.

In jedem Studium lernt man Dinge, die man später nicht gebrauchen wird. Lehrer lernen Dinge, die in ihrem Unterricht nie eine Rolle spielen werden, weil sie weit über das hinausgehen, was an der Schule vermittelt werden kann. Auch Juristen lernen Dinge, die bei ihrer späteren Berufsarbeit keine Rolle spielen. Mediziner häufen Informationen aus Fächern an, die sie später nicht wählen werden. Selbst wenn sie später als Allgemeinärzte tätig sind und dazu von jedem Fach ein Grundwissen brauchen, können sie viel spezielles Wissen nicht verwenden, das ihnen die Universität vermittelt hat und das in den Examina abgefragt wurde.

Will ein Student einen Doktortitel erwerben, muß er ein Stück weit wissenschaftlich arbeiten lernen, auch wenn er absehen kann, daß er das später nie wieder tun wird.

Bei »gutem Willen« läßt sich fast alles irgendwie begründen. Wer einmal wissenschaftlich gearbeitet hat, kann Fachliteratur besser beurteilen. Man kann den Geist eines Faches an der Schule schlecht vermitteln, wenn man es nicht bis in die neuesten Forschungsergebnisse hinein kennengelernt hat. Eine frühe Spezialisierung während des Medizinstudiums würde zu Entscheidungen in der Berufswahl führen, die eigentlich nicht getroffen werden können, ehe der Student alle Fächer wenigstens im Ansatz kennengelernt hat. Der Allgemeinarzt braucht Wissen, dessen Inhalte er nicht in seiner eigenen Arbeit anwendet, um mit den Spezialisten kooperieren zu können.

Manches hängt auch nur mit Tradition zusammen. So habe ich noch systematische Botanik lernen müssen, wofür die Begründung damals lautete, der Arzt benutze Heilpflanzen. Tatsächlich gab es aber schon damals wenige Ärzte, die Heilpflanzen therapeutisch einsetzten, und wenn sie es tun wollten, machten sie eine Spezialausbildung.

Auf den ungünstigen Einfluß von Prüfungsmethoden, wie zum Beispiel dem Multiple-Choice-Verfahren, will ich hier nicht ausführlich eingehen. Ich merke nur an, daß dieses Prüfungsverfahren sicher nicht dazu motiviert, sich im Hinblick auf die Prüfung einen Überblick über eine Materie zu verschaffen.

Berufswahl und Arbeitsmotivation

Ideal wäre es, wenn jeder wüßte, für welchen Beruf er am meisten geeignet ist und diesen Beruf dann auch ergreifen könnte. Wer nicht weiß, daß es einen bestimmten Beruf gibt, für den er am besten geeignet ist, kann ihn aber nicht ergreifen. Zu Beginn des Studiums haben viele Abiturienten erst wenige Berufe kennengelernt, viele nur den Beruf ihres Vaters oder ihrer Mutter, von Freunden der Eltern und den Beruf des Lehrers. Wie ein Arzt, ein Rechtsanwalt, ein Chemiker oder ein Physiker in seinem beruflichen Alltag wirklich arbeitet, wissen sie nicht. Auch ein Studium informiert über die praktische Berufstätigkeit nur unzureichend. Viele lernen ihren Beruf erst nach dem Ende des Studiums richtig kennen, selbst wenn sie vorher schon ein Praktikum gemacht haben. Die Tätigkeit eines Praktikanten entspricht ja nur teilweise der Tätigkeit von jemandem, der in seinem Beruf über längere Zeit tätig ist. Besonders deutlich erkennt man das in der Chirurgie, wo nach dem Studium zunächst assistiert und später erst operiert wird.

Medizinstudenten erkennen meistens schon während einer Famulatur, daß es auf einer Krankenstation eine geringere Konzentration an interessanten Fällen gibt als in der Vorlesung. Die ärztliche Tätigkeit ist monotoner, als es in den Lehrveranstaltungen aussieht.

Obwohl die praktische Tätigkeit weniger Abwechslung bietet als eine Vorlesung, gibt es dennoch viele engagierte Ärzte, weil die eigenverantwortliche ärztliche Tätigkeit eine besondere Faszination ausübt, die etwas mit Funktionslust, bei vielen aber auch mit Macht über Menschen zu tun hat.

Im ärztlichen Beruf ist Funktionslust für die Arbeit gut, wie in jedem anderen, als Motiv muß sie aber durch die ärztliche Verantwortung gedämpft werden. Ein Chirurg darf nicht nur deshalb operieren, weil er das gerne tut, sondern er muß abwägen, ob eine Operation dem Patienten mehr nützen als schaden wird.

Den Chirurgen wird oft unterstellt, daß ihre Tätigkeit das Ausleben sadistischer Triebwünsche gestatte, was ein Motiv für die Wahl dieses Berufes sei. Tatsächlich wird Chirurgie heutzutage aber unter Anästhesie durchgeführt. Der Chirurg fügt dem Patienten unmittelbar kaum Schmerzen zu, die postoperativen Schmerzen werden durch Medikamente gedämpft. Bei Chirurgen habe ich aber narzißtische Größenphantasien gefunden. Der Titel der von dem Chirurgen Kilian veröffentlichte Memoiren *Hinter uns steht nur der Herrgott* sollte wohl auf die große Verantwortung hinweisen, die ein Chirurg hat. Eben diese Verantwortung kann aber auch narzißtische Größenphantasien beflügeln, die durch Selbstkritik gedämpft werden müssen.

Auch in anderen Berufen, zum Beispiel dem des Richters, übt ein Mensch Macht über andere aus, wenn auch in den Grenzen, die das Gesetz vorsieht. Ein jeder Vorgesetzte hat ein gewisses Maß an Macht über seine Mitarbeiter, wobei allerdings oft übersehen wird, daß auch die Mitarbeiter Macht über ihre Chefs haben können.

Berufliche Ausbildung

Viele Arbeitsstörungen fallen bei einem Hochschulstudium das erste Mal ins Gewicht, obwohl sie schon immer angelegt waren; unter anderem deshalb, weil ein Hochschulstudium mehr Selbständigkeit in der Bewältigung des Stoffes verlangt und in den Praktika bereits ein Stück Berufsausübung vorweggenommen wird, während die Schule bis hin zum Abitur fast ausschließlich propädeutischen Charakter hat.

Während einer Lehre wird die Selbständigkeit des Auszubildenden zunehmend gefordert; zu Beginn der Lehre aber geht es eher um Modell-Lernen, was dem phobisch Strukturierten leicht, dem Zwanghaften bei klarer, von ihm akzeptierter hierarchischer Struktur ebenfalls nicht allzu schwer und dem Schizoiden, der jede Form der Angleichung als Gefahr für seine Identität sieht, sehr schwer fällt. Während ein phobischer Auszubildender oft bis gegen Ende der Lehre gut zurecht kommt, treten bei ihm Schwierigkeiten auf, wenn er Geselle wird und dann Lehrlinge zusammen mit dem Meister anleiten muß.

Im Laufe jeder Ausbildung macht der Auszubildende Fehler. Ist er sehr kränkbar, wird es ihm schwerfallen, Fehler vor sich selbst und gar vor anderen zuzugeben. Ein Chef oder Meister kann an Ansehen gewinnen, wenn er eigene Fehler zugibt; der viel unsicherere Auszubildende, der noch wenig kann, wird sich gerade wegen der eigenen

Unsicherheit schwerer tun, Fehler zuzugeben – es sei denn, daß in dem Betrieb betont wird, es sei selbstverständlich, daß der Auszubildende auch Fehler macht. Eigene Omnipotenzphantasien (»Ich kann das alles schon«) oder die hysterische Verkennung, ein Entwurf sei der beendeten Arbeit gleichzusetzen, bringen zusätzliche Schwierigkeiten. Die Konfrontation mit der Realität des eigenen Nicht-Könnens und der eigenen Fehlerhaftigkeit wird den Auszubildenden je nach seiner Primärpersönlichkeit mehr oder weniger kränken. Der narzißtisch Strukturierte muß Kränkungen am meisten fürchten, weil die Konfrontation mit der Realität zur Selbstabwertung führt, aber auch zur Kränkungswut gegenüber dem, der ihn auf einen Fehler aufmerksam gemacht hat. Ich erinnere aus meiner chirurgischen Assistentenzeit, daß ein Oberarzt sich gegenüber dem Chef bezüglich eines Behandlungsfehlers zu rechtfertigen suchte und an die meines Erachtens sehr adäquate Reaktion des Chefs: »Wir machen alle Fehler, aber das war einer.«

Hysterisch strukturierte Menschen fallen oft dadurch auf, daß sie Fehler, die sie gemacht haben, »vergessen«. Machen sie den gleichen Fehler wieder und folgt darauf eine Kritik, die deshalb massiv ausfällt, weil sie die Fehler der Vergangenheit mit einbezieht, sind sie so empört, als wenn die Kritik nur dem letzten dieser Fehler gelte und deshalb unverschämt überzogen sei.

Depressiv strukturierte Menschen neigen dazu, sich die Schuld an allem zu geben, was schief läuft; auch wenn sie nichts oder nur zum Teil etwas damit zu tun haben (»Ich bin an allem schuld«). Eine Aussage gleichen Wortlauts kann natürlich auch jemand machen, der sich zu Unrecht kritisiert fühlt; sie ist dann ironisch gemeint. Zwanghaft Strukturierte verstricken sich leicht in rechthaberische Auseinandersetzungen darüber, wer nun wirklich recht habe: der Kritisierende oder der Kritisierte. Phobisch strukturierte Menschen gehen mit Kritik wohl noch am problemlosesten um, weil sie ja gerade nach Menschen suchen, die ihnen sagen, wie etwas geht und was sie eventuell falsch machen; sie haben nicht gelernt, das selbst zu beurteilen, weil ihnen etwa eine wichtige Person in der Familie viele Arbeiten aus der Hand nahm und so verhinderte, daß sie etwas selbständig taten. Andere Menschen mit einer solchen Struktur wurden gerade bezüglich ihrer Selbständigkeit überfordert, was zur Resignation bezüglich der eigenen Möglichkeiten und zu einem Hunger nach Anleitung führt (König 1981). Zwanghafte reagieren auf Kritik oft mit rechthaberischen Auseinandersetzungen.

Am prägendsten sind natürlich die Erfahrungen in der Primärfamilie während der ersten fünf Lebensjahre, wesentliche Prägungen geschehen aber noch während der Adoleszenz und damit während der gesamten Schulzeit.

Auf jeden Fall können wesentliche Einschätzungen der eigenen Kompetenz während der Schulzeit entstehen. Sie zeigen sich dann während einer Ausbildung, aber auch bei sogenannten ungelernten Berufen. So kann jemand, der durchschnittlich gut mit den Grundrechenarten umgehen lernte, bei komplexeren Aufgabenstellungen, wie zum Beispiel der Bruchrechnung und der Prozentrechnung, aus Gründen eines Begabungsmangels oder der schlechten Didaktik eines Lehrers mit dem Rechnen in der Schule Schwierigkeiten gehabt haben, die sich auf jeden Umgang mit Zahlen ausdehnten; auch auf die Grundrechenarten. So jemand wird nicht den Beruf einer Kassiererin anstreben, obwohl man es da nur mit den Grundrechenarten zu tun bekommt und einem selbst die Addition und Subtraktion vom Kassenautomaten abgenommen wird. Darüber hinaus wird so jemandem eine breite Skala von Berufen verschlossen bleiben, die mit Rechnen etwas zu tun haben.

Die Einschätzung des eigenen handwerklichen Geschicks hängt in hohem Maße von der Einschätzung der Eltern ab. Ich erinnere einen Patienten, der von seinem Vater gesagt bekommen hatte, er könne nicht einmal einen Nagel in die Wand schlagen. Dieser Patient entdeckte später, daß er über eine überdurchschnittliche handwerkliche Begabung verfügte – inzwischen hatte er sich aber für einen Büroberuf entschieden, der ihn langweilte.

Kompetenzen, die in der Praxis und aus der Praxis heraus oder durch Modell-Lernen erworben werden, aber auch Anwendungen von Theorie in der Praxis werden oft als »handwerklich« bezeichnet. Der bekannte Psychoanalytiker J. Cremerius (1984) hat seine Bücher über technische Fragen der psychoanalytischen Behandlung mit dem Titel *Das Handwerk des Analytikers* versehen. Viele theoretisch interessierte Menschen schätzen das »Handwerkliche« zu gering und scheitern in ihrer Arbeit. Umgekehrt sagt man: »Es gibt nichts Praktischeres als eine gute Theorie.« Das gilt für akademische, aber auch für handwerkliche Berufe, und im dualen Ausbildungssystem der Handwerksberufe wird das berücksichtigt. Viele suboptimale Arbeitsergebnisse, mehr als auf den ersten Blick erkennbar, werden durch einen Mangel an Handwerklichem oder durch einen Mangel an Theorie verursacht.

Berufsunfähigkeit, Erwerbsunfähigkeit, Arbeitslosigkeit

Schwere Arbeitsstörungen können dazu führen, daß jemand seine Arbeit nicht mehr ausüben kann. Es kommt zu Zeiten der Arbeitsunfähigkeit, oft im Gefolge von reaktiven Depressionen. Später kann Berufsunfähigkeit festgestellt werden. Erwerbsunfähigkeit wird meist festgestellt, wenn jemand infolge einer chronischen Symptomneurose für längere Zeit arbeitsunfähig war und keine Aussicht besteht, daß er in einem anderen Beruf erwerbsfähig wird, weil seine Störung sich bei jeder Arbeit auswirken würde. Ähnliches gilt natürlich für Psychosen, insbesondere bei chronischen Verläufen. Gleichwohl führen auch Psychosen nicht *zwingend* zur Erwerbsunfähigkeit.

Die Problematik der *Berentung* von Patienten mit schweren Arbeitsstörungen ist nicht Gegenstand dieses Buches. Arbeitsstörungen kommen bei Patienten, die für eine Berentung in Frage kommen, meist zusammen mit Störungen im Sinne einer Symptomneurose vor, so daß es schwierig sein kann, die Folgen einer psychodynamisch bedingten Arbeitsstörung von den Folgen einer psychodynamisch bedingten Symptomatik anderer Art abzugrenzen, um ihren Anteil an der Arbeitsbehinderung einschätzen zu können.

Arbeitsstörungen führen oft dazu, daß ein Ausbildungs-, Arbeitsphasen- oder Fortbildungsziel nicht erreicht oder gar nicht erst angestrebt wird. Nach Beendigung der Ausbildung werden Karriereziele nicht erreicht, oder der Betreffende setzt sich Ziele unterhalb seiner Möglichkeiten. Berufliche Mißerfolge können zu reaktiven Depressionen oder narzißtischen Kränkungsreaktionen führen, die eigenen Krankheitswert haben.

Berufliche Mißerfolge belasten auch eine Partnerschaft; nicht nur dann, wenn der Betreffende seine Arbeitsstelle verliert, weil er nicht genügend Leistung erbringt, sondern auch, wenn jemand seine Stelle zwar behält, mit der eigenen Leistung aber unzufrieden ist und zu wenig leistet, um das gewünschte Ausmaß von Anerkennung durch seine berufliche Umwelt zu erfahren. Führt die unzureichende Leistung zu Konflikten mit Arbeitskollegen oder Vorgesetzten, können Aggressionen auf die Partnerin oder den Partner verschoben werden. Der Partner oder die Partnerin wissen dann oft nicht, »wie ihnen geschieht«. Umgekehrt können sich natürlich auch Konflikte in der Partnerschaft negativ auf die Arbeitsfähigkeit auswirken.

Oft wird die Partnerin oder der Partner in der Rolle einer Beurteilerin oder eines Beurteilers gesehen. Männer etwa, die Aspekte ihrer Mutter auf die Partnerin übertragen, die immer mehr forderte als geleistet werden konnte, erleben die Partnerin als fordernd und unzufrieden. Der Arbeitsgestörte entwickelt Phantasien, die sich um den Vergleich mit anderen in seiner beruflichen Position drehen und der Partnerin unterstellen, einen Erfolgreicheren zu bewundern.

Solche Phantasien sind nicht ganz ohne Bezug zur Realität. Tatsächlich ist die hohe soziale Stellung eines Mannes für viele Frauen ein Attraktivum. Frauen scheinen sich schwer »hinunter«-verlieben zu können. Dagegen können Männer sich schlecht nach oben verlieben; sie werden durch die hohe soziale Stellung einer Frau, für die sie sich sonst interessieren würden, abgeschreckt. Für eine im Beruf nicht so erfolgreiche Frau besteht offenbar eher die Möglichkeit, sich als Partnerin eines erfolgreichen Mannes aufzuwerten. Eine entsprechende Möglichkeit erscheint Männern kaum attraktiv. Die im Beruf gescheiterte Frau und eine, die ihr Studium abgebrochen hat, aber die Fähigkeit besitzt, einen Haushalt zu führen, fühlt sich auch anders als ein im Studium oder Beruf gescheiterter Mann, der sich in die Rolle des Hausmannes begibt. Auch wenn die Umwelt ihn als Hausmann akzeptiert (was nicht die Regel ist), fühlt er sich in dieser Rolle meist schlecht, selbst wenn er die damit verbundenen Tätigkeiten gut bewältigt. Ob sich das im Verlauf der kommenden Jahrzehnte ändern wird, bleibt abzuwarten.

Oft kann eine Frau aufgrund der gesellschaftlichen Verteilung von

Arbeit und deren Bezahlung den Lebensstandard einer Familie nicht sichern, wenn sie berufstätig wird und dem Mann die Hausarbeit und die Kinderbetreuung überläßt. Insbesondere ältere Frauen verfügen zudem häufig nicht über entsprechende Ausbildungen. Allerdings besteht dann die Chance, daß die Frau, wenn der Mann sie von der Hausarbeit zumindest ein Stück weit entlastet, im Beruf besser vorankommt. Männer erleben das aber mit zwiespältigen Gefühlen, da sich der soziale Abstand zwischen ihrer Frau und ihnen als arbeitslosem Mann dann weiter vergrößert. Männer können sich nicht nur schwer »nach oben« verlieben, sie haben auch Probleme damit, eine Frau weiter zu lieben, die im Beruf aufsteigt, während sie selbst stagnieren, zurückgefallen sind oder eben ihre Arbeit verloren haben.

In Zeiten verbreiteter Arbeitslosigkeit sind diese Dinge von großer Relevanz. Die psychischen Belastungen durch eine Arbeitslosigkeit, die etwas mit Arbeitsstörungen zu tun hat, können sich wiederum krankmachend auswirken, was die Chance, daß der Betreffende noch eine Arbeit findet, verschlechtert.

Midlife-Crisis

Midlife-Crisis ist ein viel verwendeter, unterschiedlich definierter Begriff. Obwohl Männer und Frauen sich bezüglich der Ursachen einer Midlife-Crisis immer mehr annähern, gibt es doch Geschlechtsunterschiede. So ist die soziale Erwartung an den beruflichen Erfolg von Männern größer als die an den beruflichen Erfolg von Frauen. Der berufliche Erfolg von Männern erhöht deren Attraktivität für das andere Geschlecht, während beruflich erfolgreiche Frauen Männern oft Angst machen. Entsprechend den sozialen Erwartungen machen sich Männer mehr als Frauen Sorgen um ihre berufliche Funktionsfähigkeit, und zwar je nach dem Beruf, den sie ausüben, zu verschiedenen Zeiten. So gilt ein Berufsfußballspieler Ende dreißig schon als Methusalem, während Psychoanalytiker in diesem Alter oft erst dabei sind, ihre Ausbildung abzuschließen. Mathematiker und theoretische Physiker sind im dritten Lebensjahrzehnt oft am produktivsten, experimentelle Physiker im siebten.

Männer machen sich aber auch Sorgen um ihr sexuelles Funktionieren. Frauen machen sich Sorgen um ihre physische Attraktivität, aber auch um ihre Fertilität, die Mitte Dreißig deutlich abzunehmen beginnt.

Die Midlife-Crisis interessiert hier bezüglich der Auswirkungen von Erfolgsbilanzen, die in einer solchen Krise gezogen werden. Diese schränken das Selbstvertrauen und damit auch die Arbeitsfähigkeit ein. Es kommt zu Bilanzdepressionen – natürlich auch zu Bilanzeuphorien.

Um eine Midlife-Krise zu bewältigen, ist es notwendig, die Erwartungen eines Patienten an seine Erfolge im Beruf und in Partnerschaften bezüglich ihres Realitätsgehaltes zu überprüfen. Phantasien, man werde irgendwann einmal »groß rauskommen«, helfen in Form von Tagträumen oft über das unbefriedigende Erreichte hinweg; die Phantasie beruflichen Erfolgs ersetzt den realen Erfolg. Ist dann ein Alter erreicht, bei dem in dem entsprechenden Beruf eine Weiterentwicklung, wie sie erwartet wurde, sehr unwahrscheinlich geworden ist, kann es zu einer Bilanzkrise kommen. Es gibt nicht nur eine Torschlußpanik im Partnerschaftsbereich, sondern auch im beruflichen. Manchmal wird dann versucht, die berufliche Entwicklung doch noch zu wenden, und gelegentlich hat das Erfolg.

Eine negative Bilanz im beruflichen Bereich wirkt sich meist auch auf die Partnerschaft negativ aus, umgekehrt kann eine negative Bilanz im Bereich der Partnerschaft den beruflichen Bereich beeinträchtigen, vor allem wegen ihrer negativen Wirkungen auf das Selbstwertgefühl. Im Sinne der Equity-Theorie (Walster 1977), die besagt, daß es Menschen wichtig ist, dem Partner ungefähr so viel bieten zu können, wie dieser selbst einem bietet, kann man die dann oft auftretende negative Kritik des Partners als einen Versuch verstehen, den Wert des Partners zu verkleinern, um ihn der geringen Einschätzung des eigenen Wertes anzupassen.

Wenn beruflicher Erfolg und berufliche Erfolgserwartung auseinander klaffen, hat das natürlich nicht nur mit übersteigerten Anforderungen an einen selbst zu tun. Zum beruflichen Erfolg trägt vieles bei: Begabung, Einflüsse der Primärfamilie, äußere gesellschaftliche Bedingungen und Glück. Damit, daß die äußeren Bedingungen nicht ausgereicht haben, kann man sich meist noch gut in einem Prozeß der

Trauerarbeit auseinandersetzen: bezüglich dessen, was einem entgangen ist. Schwieriger zu verkraften ist schon die Erkenntnis, daß die eigene Begabung nicht ausgereicht hat. Die Konfrontation mit der Realität kann erhebliche Kränkungen auslösen, die sich lähmend auf das eigene Arbeiten auswirken: entweder infolge von Selbsthaß oder infolge dessen depressiver Verarbeitung. Deshalb sind Menschen mit einer narzißtischen Persönlichkeit in einem Alter, wo es zur Midlife-Crisis kommen kann, besonders gefährdet.

Einflüsse des Alterns

Ältere Menschen sagen oft, daß die erworbene Routine es ihnen gestattet, ihre Arbeit in der gleichen Zeit zu leisten wie jüngere, die belastbarer sind und nicht so schnell ermüden. Routine hat in verschiedenen Berufen aber unterschiedliche Stellenwerte. In der maschinellen Fertigung dominiert sie die Arbeitsabläufe, in Werbeagenturen weniger. In der Mathematik spielt sie sicher eine geringere Rolle als bei vielen ärztlichen Tätigkeiten. Mathematiker können schon in jungen Jahren produktiv sein, auch theoretische Physiker können das. Heisenberg hat seinen Beitrag zur Quantentheorie in der ersten Hälfte seines dritten Lebensjahrzehnts geleistet. Daß Mathematiker über fünfzig sehr produktiv sind, scheint eine Ausnahme zu sein.

Psychoanalytiker, die ihre Ausbildung meist an eine Fachausbildung oder, im Fall der Psychologen, an eine mehrjährige Tätigkeit in Kliniken anschließen, habilitieren sich selten ehe sie fünfunddreißig oder vierzig Jahre alt sind. Viele publizieren in diesem Alter ihre ersten Arbeiten im Bereich der Psychoanalyse.

In den meisten klinischen Fächern ist es wichtig, daß man viele Patienten oder zum Beispiel Röntgenbilder oder EKGs gesehen hat. Auch in der Psychotherapie spielt Erfahrung eine große Rolle. Ich selbst habe immer noch den Eindruck, in meiner klinischen Arbeit dazuzulernen.

Routine hat natürlich nicht nur Vorteile. Sie kann den Blick einengen, nämlich auf das Häufige oder das vermeintlich Normale. Die meisten alten Menschen können Neuerungen in ihrem Fach nicht mehr so rasch assimilieren wie in jüngeren Jahren.

Berufe, zu denen manuelles Geschick erforderlich ist, können nach dem sechzigsten Lebensjahr meist weniger gut ausgeübt werden als früher. Es gibt aber Klinikchefs nahe dem Pensionsalter, die noch besser operieren als jeder ihrer Oberärzte. Ob jemand im Alter noch produktiv ist, hängt sicher auch damit zusammen, ob er es sich zutraut. Freud ist ein gutes Beispiel dafür, daß der Mensch jenseits der fünfundsechzig noch produktiv sein kann. Nach 1921, also nach Vollendung seines 65. Lebensjahres, hat er noch wesentliche Arbeiten publiziert, zum Beispiel *Das Ich und das Es*, das unsere heutige Ich-Psychologie begründete, und *Massenpsychologie und Ich-Analyse*, eine Grundlage der Gruppenpsychotherapie.

Bildende Künstler scheinen bis in ein höheres Alter produktiv zu bleiben als Schriftsteller. Reproduzierende Künstler, und da besonders die Pianisten, können noch mit achtzig hervorragend Klavier spielen, während das Geigespielen wegen der hohen Anforderungen an die Feinmotorik meist nicht mehr gut gelingt. Dirigenten, für deren Tätigkeit manuelles Geschick nicht erforderlich ist, bleiben bekanntlich oft bis in ein sehr hohes Alter aktiv und gestalten Musik.

Angehörige von Berufen, die nur in jugendlichem Alter ausgeübt werden können, zum Beispiel Tennisspieler, beginnen nach Beendigung der Profi-Karriere meist eine neue Berufstätigkeit, oft im geschäftlichen Bereich oder in der Sportverwaltung. Die Umstellungsschwierigkeiten sind anscheinend geringer als die Umstellungsschwierigkeiten, die viele Menschen nach ihrer Pensionierung im höheren Alter haben. Im Umgang mit einer Pensionierung zeigen sich auch Schwierigkeiten, die jemand schon immer im Wechsel zwischen Arbeit und Freizeit hatte. Wer schon immer ein Hobby hatte, wird es möglicherweise nach der Pensionierung intensivieren und vielleicht Aufgaben in entsprechenden Vereinen übernehmen. So kann ein Hobby zum Lebenszweck werden.

Bekanntlich läuft der Alterungsprozeß bei Männern und Frauen unterschiedlich ab. Während Männer einen kontinuierlichen Leistungsabfall, am deutlichsten im körperlichen Bereich, später auch im geistigen zu verzeichnen haben, ist die Menopause ein Einschnitt, »nach dem nichts mehr so ist wie vorher«, wie mir eine Patientin sagte. Während der Alterungsprozeß der Männer das Genitale zwar mit erfaßt, ihre Zeugungsfähigkeit aber bis in ein hohes Alter erhalten bleiben kann, nimmt die Fruchtbarkeit der Frauen bereits Mitte Dreißig ab und ist mit der Menopause beendet. Sich darauf psychisch umzustellen erfordert Energie und Flexibilität, die Verarbeitung der neuen Situation braucht Zeit. Manche Frauen sind im Klimakterium auch deshalb besonders handlungsaktiv, weil sie das Nachdenken über ihre Situation fürchten und es vorziehen, sich mit etwas Äußerem zu beschäftigen.

Die psychische Verarbeitung des Klimakteriums kann gelingen oder mißlingen. Manche Frauen fühlen sich nach dem Klimakterium freier, auch die Sexualität kann unbekümmerter gelebt werden, weil nicht mehr mit einer Konzeption zu rechnen ist. Viele Frauen suchen sich aus einem inneren Bedürfnis heraus zusätzliche oder alternative Betätigungsmöglichkeiten. Das Gefühl, nicht mehr mit gleichaltrigen Frauen um Männer konkurrieren zu müssen, kann sich entlastend auswirken – vor allem bei hysterischen Frauen, in deren Leben Konkurrenz meist eine große Rolle spielt. Andererseits fühlen sich gerade hysterisch strukturierte Frauen sehr belastet, wenn sie nicht mehr wie früher wegen ihrer Geschlechtseigenschaften im erotischen Sinne begehrt sind. Erotisch attraktiv zu sein war für sie eine wesentliche Stütze ihres Selbstwertgefühls, und oft gelingt es ihnen nach dem Klimakterium nicht, dafür einen gleichwertigen Ersatz zu finden, etwa durch Erfolge in einer beruflichen Tätigkeit.

In manchen Berufen, zum Beispiel bei Schauspielerinnen, Models und Stewardessen, hängt die mögliche Lebensarbeitszeit oft mit dem Aussehen zusammen. Ähnliches kann für Damen an der Rezeption von Hotels und auch für solche Sekretärinnen gelten, zu deren Tätigkeit es wesentlich gehört, die Rolle der Empfangsdame zu übernehmen. Ansonsten werden Sekretärinnen jenseits der Menopause von vielen Chefs wegen ihrer Kompetenz und Zuverlässigkeit mehr geschätzt als jüngere.

Natürlich kann es auch Männer treffen, daß sie ihren Arbeitsplatz wegen zu hohen Alters verlieren. Der Grund dafür ist aber selten ein Abnehmen ihrer äußeren Attraktivität, eher eine reale oder von den Vorgesetzten imaginierte Abnahme ihrer Leistungsfähigkeit mit zunehmendem Alter.

Schwierigkeiten in der Konkurrenz mit Jüngeren sind oft ein wesentliches Motiv dafür, daß Männer in den Vorruhestand gehen. Sie fühlen sich dann zwar von der Konkurrenz entlastet, vermissen aber ihre Arbeit. Während den Frauen immer noch die Hausfrauentätigkeit als eine, auch gesellschaftlich akzeptierte, Rolle bleibt, wird ein Rentner eher als jemand gesehen, der zum »alten Eisen« gehört, auch dann, wenn er sich an der Hausarbeit beteiligt.

Da man in verschiedenen Altersstufen Kinder haben kann und Kinder bekommt, in unseren Breiten meist von zwanzig bis vierzig, können Eltern sehr unterschiedlich alt sein, wenn die Kinder aus dem Haus gehen. War die Mutter bei der Geburt der Kinder um die Dreißig, trifft das Fortgehen der Kinder vielleicht mit dem Klimakterium zusammen, was eine doppelte Umstellungsnotwendigkeit bedeutet.

Oft wachsen danach die Ansprüche der Frauen an die Partnerschaft. Der Partner soll Emotionales geben, das vorher von den Kindern kam. Viele Frauen werden dann sehr fordernd, andere werden depressiv. Die Aggression, die sie sonst gegen den enttäuschenden Mann richten würden, richten sie gegen sich selbst. Natürlich ist das am häufigsten bei Frauen der Fall, die schon von ihrer Persönlichkeitsstruktur her eine Disposition zu depressivem Reagieren haben.

Das depressive Verstimmtsein wirkt sich natürlich auf die Leistungsfähigkeit bei der Arbeit aus. Die verminderte Leistungsfähigkeit schwächt das Selbstwertgefühl, das geschwächte Selbstwertgefühl wiederum verstärkt die Depression und ist ein Anlaß zu Selbstvorwürfen. Wenn die Depression stärker wird, sinkt die Leistungsfähigkeit weiter. So kommt es zu einem sich selbst verstärkenden Kreisprozeß, einem Circulus vitiosus, der zur völligen Arbeitsunfähigkeit führen kann.

Männer vertragen das Älterwerden wohl um so schlechter, je mehr körperliche Betätigung zu ihrem Leben in jüngeren Jahren gehört hat. Sie betreiben dann oft Sportarten, die sie überfordern, um sich und anderen zu zeigen, daß sie körperlich noch leistungsfähig sind. Bekannt ist auch, daß alternde Männer ihre sexuelle Funktionsfähigkeit häufig mit wechselnden Partnerinnen erproben. Je mehr ein Mann sich auf die Bewunderung von Frauen angewiesen fühlte, desto schlechter verträgt er das allmähliche Schwinden der äußeren Attraktivität, auch wenn sie später schwindet als bei der Frau; was wohl damit zusammenhängt, daß die Fertilität länger anhält und es einen biologischen Sinn macht, daß jemand so lange als sexuell attraktiv erlebt wird, wie er fertil ist, was aber auch mit gesellschaftlichen Geschlechtsstereotypen zu tun hat.

Ältere Menschen, die noch leistungsfähig sind, besetzen oft Positionen, die von jüngeren angestrebt werden. Die Jüngeren glauben, daß sie gleichsam ein Recht darauf haben, daß der Ältere seine Position etwa mit 65 Jahren räumt. Von Menschen jenseits des 65. Lebensjahres wird meist zudem erwartet, daß sie ihre Ämter in Vereinen räumen. Gelegentlich wird ihnen dann ein Ehrenamt ohne Funktion angeboten.

Arbeitende, deren Arbeitsleben mit 65 Jahren aufhören muß, sagen oft, daß sie sich auf den »Ruhestand« freuen, weil sie dann vieles unternehmen können, wozu sie bisher nicht gekommen sind. Tatsächlich reisen Rentner und Pensionäre, denen die Mittel dafür zur Verfügung stehen, oft an Orte, die sie schon immer besuchen wollten, oder sie haben mehr Zeit für ihre Hobbies.

Manche Alte beginnen eine neue, auch eine kreative Tätigkeit. Sogenannte Spätberufene, auf die immer wieder hingewiesen wird; Beispiele wie in den USA die Grandma Moses, eine naive Malerin, oder in Deutschland die Autorin des Buches Herbstmilch, Anna Wimschneider, sind aber Ausnahmen. Nur in seltenen Fällen setzt sich ein Talent, das vorher keine Betätigungsmöglichkeit fand oder immer unterdrückt wurde, spät im Leben doch noch durch. Für die übrigen Menschen gilt, daß immerhin viele Intelligenzfunktionen bis in das hohe Alter erhalten bleiben, die Fähigkeit mit unvertrauten Aufgaben umzugehen aber doch abnimmt. Oft wird auf gewohnte Verhaltensweisen zurückgegriffen, wenn sich neue Aufgaben stellen, auch wenn sie jetzt nicht ganz passen. Auch die Experimentierfreude nimmt im Alter ab. Die meisten Alten trauen es sich weniger zu, ungewohnte Aufgaben zu bewältigen.

Das gilt natürlich auch für ältere Menschen, die das erste Mal eine Psychotherapie machen; solchen Patienten, die in jüngeren Jahren schon eine Psychotherapie nach dem gleichen oder einem ähnlichen

Konzept gemacht haben, fällt das erheblich leichter. Sie haben gelernt, wie man als Patient mit Psychotherapie umgeht, und bringen diese Kompetenz in eine spätere Psychotherapie ein. Allerdings wird die Fähigkeit älterer Menschen, in einer Psychotherapie mitzuarbeiten, oft auch unterschätzt. S. FREUD (1905a) zweifelte an der Analysierbarkeit von Menschen im 5. Lebensjahrzehnt; heute werden analytische Psychotherapien auch schon bei Menschen im 7. Lebensjahrzehnt gemacht (RADEBOLD 1992). Obwohl der Therapeut oder die Therapeutin alter Menschen meist jünger sind als ihre Patientin oder ihr Patient, stellt sich nach einiger Zeit doch eine Beziehung ein, die von seiten des Patienten der einer Tochter oder eines Sohnes zu einem Vater oder einer Mutter entspricht; dabei hilft die Rollenasymmetrie Therapeut / Patient, die der Therapeutin oder dem Therapeuten Merkmale eines Elternteils zuordnet, unabhängig vom Lebensalter.

Alte Menschen berichten immer wieder über den Einfluß des Abnehmens ihrer körperlichen Kräfte auf das Lebensgefühl, während über ein Abnehmen der geistigen Kräfte meist nur geklagt wird, wenn eine Merkfähigkeitsstörung auftritt.

Die Auswirkungen eines Abnehmens der Körperkräfte auf das Lebensgefühl des alternden Menschen hängen natürlich auch von dem Stellenwert ab, den die körperliche Leistungsfähigkeit im Leben des Alternden bisher einnahm. Menschen, die viel und gerne Sport treiben, finden sich im Alter meist schwerer mit einem Abnehmen der körperlichen Leistungsfähigkeit ab als solche, in deren Leben der Sport nur eine marginale Rolle spielte. Das Abnehmen der körperlichen Leistungsfähigkeit zeigt sich im Sport ja auch wesentlich früher als in anderen Tätigkeitsbereichen. So kann Sport, nur scheinbar paradoxer Weise, dem psychischen Wohlbefinden des Alten abträglich sein; nämlich dann, wenn er als Maßstab für die gesamte Leistungsfähigkeit des Organismus genommen wird. Churchill soll auf die Frage, wie er es gemacht habe, so alt zu werden und dabei leistungsfähig zu bleiben, geantwortet haben: »No sports.« Das war vielleicht scherzhaft gemeint, aus dem bisher Dargestellten ergibt sich aber, daß in dieser Antwort ein wahrer Kern liegt.

Es gibt andere, die den Ruhestand – und oft auch den Vorruhestand – als einen Ausweg aus beruflichen Anforderungen sehen, die sie überfordern, was besonders dann vorkommt, wenn das Arbeitsfeld sich rasch verändert. Darauf wird aber nicht in allen Arbeitsfeldern gleich reagiert. Je differenzierter der Beruf ist, den jemand ausübt, desto selbstverständlicher ist es für ihn, daß er nie ausgelernt hat und bis an das Ende seines Arbeitslebens neue Informationen aufnehmen und verarbeiten muß. Das mag mit ein Grund sein, warum Hochschullehrer, die bis an das Ende ihrer Lehrtätigkeit immer wieder neue Informationen nicht nur deshalb aufnehmen müssen, weil die Forschung, die sie selbst betreiben, sich weiterentwickelt, sondern auch deshalb, weil sie den Studenten ein Wissen vermitteln müssen, das auf dem neuesten Stand ist, oft jünger wirken als etwa die Angehörigen von Berufen, in denen sich vergleichsweise wenig ändert.

Den Einfluß der Berufstätigkeit auf den Umgang mit Neuem konnte ich vor einigen Jahren bei einem Treffen meiner Abiturklasse beobachten, an dem ich vierzig Jahre nach dem Abitur das erste Mal teilnahm. Etwa ein Drittel arbeitete nicht mehr. Als Beamte hatten sie die Möglichkeit genutzt, sich vor dem 65. Lebensjahr pensionieren zu lassen; einige waren aus Krankheitsgründen in Frühpension oder Frührente gegangen. In ihrer geistigen Wachheit unterschieden sich diejenigen, die nicht mehr arbeiteten, deutlich von den noch Arbeitenden. Der geistig Wachste schien mir derjenige zu sein, der spät die Leitung eines großen Unternehmens übernommen hatte, das sich in einer grundlegenden Umstrukturierung befand, was ihm täglich neue Aufgaben stellte, von deren Bewältigung er begeistert erzählte.

Wie ist es nun aber mit Leuten, die mit 65 Jahren zu arbeiten aufhören müssen, obwohl sie gern noch weiter gearbeitet hätten? Die Pensionsgrenze der Hochschullehrer ist auf 65 Jahre zurückgenommen worden. Früher wurde man mit 68 Jahren emeritiert und vertrat sich selbst dann oft noch jahrelang. Es gibt auch Beispiele von alten Menschen, zum Beispiel in der Politik, die mit über 70 Jahren wichtige Ämter anstrebten und auch ausfüllten. Eigenartigerweise scheint in der Politik Alter eher toleriert zu werden als in anderen Berufsfeldern. Nicht nur Adenauer wurde spät in ein hohes Amt gewählt, es gibt auch andere Beispiele.

Bei manchen Hochschullehrern ändert sich nach dem 65. Lebensjahr relativ wenig. Nur ein Teil der Tätigkeit muß eingestellt werden, anderes läuft weiter wie bisher. Geisteswissenschaftler können weiter forschen und ihre Bücher schreiben, Juristen und Wirtschaftswissenschaftler können weiter als Gutachter oder Berater tätig sein. Bei einem Naturwissenschaftler, der für seine Forschungen einen großen personellen und sachlichen Aufwand treiben muß, ist das anders.

In vielen Fächern ist es auch gut, wenn die Ressourcen, die zum Ausführen bestimmter Tätigkeiten notwendig sind, nunmehr Jüngeren zur Verfügung gestellt werden, damit begabter Nachwuchs Arbeitsmöglichkeiten bekommt. In Fächern, wo solche Ressourcen nicht erforderlich sind, können die Alten neben den Jungen weiterarbeiten, ohne daß dies die Jungen beeinträchtigen muß.

Natürlich ist das Problem einer Umstellung auf ein Leben ohne Berufsarbeit damit nur aufgeschoben. Irgendwann wird jeder von der Biologie eingeholt. Es ist dann nur zu wünschen, daß der Alte genug Selbstkritik behält, um rechtzeitig aufzuhören. Wenn nicht, ist es die Aufgabe der Jungen, darauf hinzuwirken – eine Aufgabe, die ich als Jüngerer schwierig gefunden habe. Hier spielen oft »Beißhemmungen« eine Rolle, die etwas mit Loyalität oder mit Sympathie zu tun haben können, aber auch mit Befürchtungen und, mehr als es sachgerecht wäre, mit Ärger, der etwa im Laufe einer langen Schüler-Lehrer-Beziehung entstehen und sich aufstauen kann. Dazu kommt, daß die Alten in einer Zeit ihres Lebens, wo sie selbst mit dem Schwinden der geistigen Kräfte umzugehen haben, persönlich oft »schwierig« werden, was zusätzlichen Ärger provozieren kann. Junge ärgern sich oft auch darüber, daß der Alte nicht genug Selbstkritik hat, um zu merken, daß er aufhören sollte. Idealisierte Alte können viel von dem Kredit verspielen, den ihnen die Idealisierung eingebracht hat, und die Jungen können es dem Alten vorwerfen, daß er ihnen die Idealisierung nimmt.

Arbeitsverhalten und soziale Beziehungen

Konflikte am Arbeitsplatz

Gibt es Streit in der Familie, haben Streitpartner meist die Möglichkeit, sich voneinander zurückzuziehen. Man kann darauf verzichten, die Mahlzeiten miteinander einzunehmen, oder man verbringt sie schweigend. Kinder, die sich mit den Eltern streiten, haben, wenn genügend Platz vorhanden ist, die Möglichkeit, sich in ihr Zimmer zurückzuziehen. Gibt es Streit zwischen den Ehepartnern, ist ein Rückzug aus dem gemeinsamen Schlafzimmer möglich. Man schläft im Wohnzimmer auf der Couch. Das ist sicher nicht die beste Art und Weise, mit interpersonellen Konflikten umzugehen. Zunächst wirkt es aber entlastend, wenn ein räumlicher Rückzug oder zumindest eine Periode des Schweigens möglich ist.

Am Arbeitsplatz können sich die meisten Menschen nicht in ähnlicher Weise zurückziehen. Die Arbeit muß weitergehen. Die meisten Menschen haben einen festen Arbeitsplatz. Nicht selten befinden sich mehrere Mitarbeiter zusammen in einem Raum. Das Miteinander-Reden läßt sich oft auf das Notwendigste beschränken, ganz verzichten kann man darauf nicht.

Diese wichtigen Unterschiede zwischen Familienstreit und Streit am Arbeitsplatz werden oft nicht in Rechnung gestellt. Zwar ist man mit dem Arbeitsplatz und mit den Leuten, die dort arbeiten, nicht »verheiratet«. Wenn es unerträglich wird, kann man vielleicht den Arbeitsplatz wechseln. Ist die Konjunkturlage auf dem Arbeitsmarkt aber schwierig, kann das unmöglich oder nur mit Einkommens- oder Statusverlusten möglich sein. Mit einem Arbeitsplatzwechsel ist dann oft auch ein Wohnortwechsel verbunden, oder der Weg zum Arbeitsplatz kann sich verlängern. Unter all dem leidet nicht nur der, der seinen Arbeitsplatz wechselt, sondern auch seine Familie.

Konflikte am Arbeitsplatz haben vielerlei Ursachen. Am klarsten liegen die Verhältnisse, wenn ein Interessenkonflikt ausgekämpft werden soll. Worum es bei einem Interessenkonflikt geht, ist meist leicht erkennbar; zumindest dann, wenn es sich nicht um Konflikte anderer Art handelt, die als Interessenkonflikte maskiert werden, zum Beispiel um irrationale Statuskonflikte.

Wer sich durchsetzt, das hängt von der Position in der Firma und den sozialen Kompetenzen ab, die ihm ein Sich-Durchsetzen ermöglichen oder zumindest erleichtern. Wer sich durchsetzt, wird sich allerdings auch fragen müssen, ob die Nachteile, die er sich als Sieger in einem Interessenstreit einhandelt – zum Beispiel eine Verschlechterung des Arbeitsklimas – den gewonnenen Vorteil nicht überwiegen.

Interessenkonflikte gibt es nicht nur unter Gleichrangigen, zum Beispiel wenn es um die Frage geht, wer wann Urlaub nimmt. Man vertritt sich ja auch über die Hierarchiegrenzen hinweg, und es kann einem Vorgesetzten mehr oder weniger gut passen, daß eine Mitarbeiterin oder ein Mitarbeiter in Urlaub geht.

Am Arbeitsplatz gibt es Konflikte nicht nur zwischen zwei oder mehreren Personen in einer Abteilung, sondern auch zwischen den Abteilungen eines Betriebs. Es kommt zu Gruppenphänomenen, was die Situation unübersichtlicher macht. So kann es sein, daß ein ganzer Betrieb sich gegen eine Abteilung »zusammenrottet« oder eine Abteilung sich gegen eine Gruppe von Mitarbeitern zusammenschließt, gegen einen einzelnen Mitarbeiter oder gegen den Chef. Meist ist es schwierig herauszufinden, wer an dem Streit eigentlich »Schuld« hat. Als Außenstehender ist man oft versucht, die Partei des »Underdog« zu ergreifen, gegen den sich die anderen zusammengerottet haben.

Es wäre wünschenswert, daß bei Konflikten am Arbeitsplatz ein jeder bei sich nachsieht, was an den Vorwürfen, die man ihm macht, »dran« sein könnte. Hat zum Beispiel bei einer Umstellung des Betriebes auf elektronische Datenverarbeitung jemand große Schwierigkeiten, sich die neuen Methoden anzueignen, entsteht eine real schwierige Situation für seine Kollegen, aber auch für die Vorgesetzten. Zwar heißt es, daß niemand über sein Können hinaus zu etwas verpflichtet werden kann (ultra posse nemo obligatur), jemand, der nicht in der Lage ist, eine Veränderung im Betrieb mitzumachen, stellt aber ein großes Problem dar, das oft nur durch Versetzung oder gar Entlassung zu lösen ist. Die aggressiven Gefühle einem solchen Mitarbeiter gegenüber sind natürlich um so stärker, je mehr der Eindruck besteht, daß er »könnte, wenn er nur wollte«.

Häufige Interessenkonflikte gibt es bei Beförderungen. Nicht jeder möchte befördert werden; manche empfinden Beförderung als Nachteil, zum Beispiel deshalb, weil sie dann Dinge tun müssen, die ihnen nicht liegen, oder weil sie auf Arbeiten verzichten müssen, die ihnen Spaß machten.

Häufiger ist es aber, daß mehrere Personen eine Stelle anstreben, in die sie befördert werden könnten. Auch wenn in einem Betrieb versucht wird, die Kriterien transparent zu machen, nach denen Bewerber für bestimmte Arbeitsplätze befördert werden, wird das doch nie vollständig gelingen, weil hier immer subjektive Faktoren eine Rolle spielen: allen voran Sympathie oder Antipathie, die ja oft tiefe Wurzeln in der Biographie der Bestimmenden haben, auch in etwas, was mit der Konstitution zusammenhängt und was man das angeborene Temperament nennen könnte.

Vielleicht sind Sympathie oder Antipathie diejenigen Faktoren, die am meisten bestimmen, ob jemand »Fortune« hat oder nicht. Es gibt ja Menschen, die sich ohne Mühe beliebt machen und gut mit anderen Menschen kooperieren können. Sie sind eher in der Lage, andere zur Zusammenarbeit zu bewegen als Konkurrenten, die sich rein sachlich verhalten und nur mit Sachargumenten motivieren können.

Um Beförderungen wird manchmal per Intrige gekämpft. Für manche Menschen bedeutet eine Beförderung sehr viel; nicht nur im materiellen Bereich, weil man dann meist mehr Geld verdient, und auch nicht nur wegen der größeren Gestaltungsmöglichkeiten, sondern eben auch, weil eine Beförderung den sozialen Status wesentlich verbessern kann. Umgekehrt bringt die Beförderung eines Kollegen einen Ansehensverlust für die gleichgeordneten Mitarbeiter eines Betriebes, die nicht befördert wurden. Wer nicht befördert wurde, hat »verloren«.

Der Erfolg dessen, der befördert wurde, wird ihm oft geneidet. Neid ist ein Gefühl, zu dem die meisten Menschen schwer stehen können. Wer einen anderen insgeheim um eine Beförderung beneidet, wird vielleicht sagen, daß der Job doch nicht so interessant sei oder daß man eigentlich erleichtert sei, ihn nicht bekommen zu haben. Andere wieder warten auf Mißerfolge des Beförderten; Mißerfolge, die den Entscheidungsträgern im Betrieb klar machen sollen, daß sie eine falsche Entscheidung getroffen haben. Auch wenn diese Entscheidung dann nicht korrigiert wird, verliert der Beförderte doch an Ansehen und nähert sich denen, die bei der Beförderung übergangen wurden, im Status wieder an.

Von den Auswirkungen einer Beförderung sind nicht nur die am Konkurrenzkampf unmittelbar Beteiligten betroffen, sondern auch ihre Partnerin oder ihr Partner, auch die Kinder. Die Eltern des Beförderten oder Nicht-Beförderten, oder auch die Schwiegereltern, sind mehr oder weniger direkt mitbetroffen. Der »Verlierer« muß sich ihnen gegenüber rechtfertigen.

Eine Beförderung wird in der Familie nicht immer nur positiv erlebt, vor allem wenn sie mit längerer Arbeitszeit verbunden ist oder mit einer Reisetätigkeit, die mehrere Tage Abwesenheit vom Wohnort erfordert; oder mit gesellschaftlichen Verpflichtungen, die der Partnerin oder dem Partner lästig sind oder denen sie sich nicht gewachsen fühlen.

Ein Problem kann auch darin liegen, daß durch die Beförderung eines Partners der soziale Abstand zwischen den Partnern vergrößert wird und sich zum Beispiel eine Frau fragt, ob sie dem beförderten Mann nun noch genug »bieten« kann.

Schwieriger noch ist die Situation der männlichen Partner, wenn ihre Frau eine Stellung erreicht, in der sie mehr Ansehen genießt und mehr Geld verdient. Das macht sie nicht nur unabhängiger vom Mann. Sie kann nunmehr auf eine Entlastung durch den Mann angewiesen sein, zum Beispiel bei der Hausarbeit.

Wird der Mann durch seine Frau beruflich überholt, gerät er meist unter erheblichen Druck. In unserer heutigen Gesellschaft muß ein solcher Mann immer noch fürchten, von den Freunden und Bekannten mit Mitleid, vielleicht sogar mit Verachtung betrachtet zu werden. Es wird dann hauptsächlich von der Art der Beziehung zwischen den Partnern abhängen, wie sie das gemeinsame Problem bewältigen. Nicht selten kommt es zu Trennungen.

Kein Betrieb kommt ohne eine Hierarchie aus, weil die Arbeit nach den Kompetenzen verteilt werden muß. Hierarchien und die Mobilität innerhalb von Hierarchien erzeugen aber Streß, der unvermeidlich ist, in Grenzen aber doch vermindert werden kann. Gerade am Beispiel von Befördert-Werden und Nicht-befördert-Werden wird deutlich, daß Bewegungen innerhalb einer Hierarchie unmittelbare und nicht immer nur erfreuliche Auswirkungen auf Beziehungen haben: im Betrieb, aber auch in den Familien der Mitarbeiter. Für den einzelnen ist es schwer, eine »gesunde Einstellung« dazu zu gewinnen. Die Leitenden sollten sich über diese Folgen von Beförderungen im klaren sein.

Der Streß, den eine Beförderung in einem Betrieb erzeugen kann, ist, wie gesagt, oft unvermeidbar. Man kann auch sagen, daß er zum Berufsrisiko eines jeden gehört, der sich entschließt, in einer Hierarchie zu arbeiten. Ob Beförderungen im Betrieb gut oder weniger gut vertragen und verarbeitet werden, hängt sehr vom allgemeinen Betriebsklima ab. Die Probleme werden um so leichter gelöst, je stabiler und offener die Beziehungen ursprünglich waren.

Manche Menschen tun sich in Hierarchien ausgesprochen schwer. Sie wollen ihr eigener Herr sein. Niemand soll Entscheidungen treffen können, die sie benachteiligen. Die Möglichkeit einer freiberuflichen Tätigkeit, wie sie Ärzten, Rechtsanwälten oder Architekten in begrenztem Umfang offensteht, haben viele Menschen nicht. Für viele gibt es Beschäftigung nur in Hierarchien. Wahrscheinlich wäre es für Studienanfänger gut, wenn sie daran dächten, ob sie in Hierarchien gut zurechtkommen oder ob sie freiberuflich arbeiten möchten. Entsprechendes gilt für viele Handwerksberufe.

Wieviel Selbständigkeit man will, hängt auch vom Lebensalter ab. Junge Leute sind ja oft optimistischer als ältere und rechnen damit, daß sie schon eine leitende Stelle haben werden, die sie von Vorgesetzten weitgehend unabhängig macht. Wahrscheinlich erreicht jemand, der sich das in jungen Jahren zutraut, auch eher eine solche Stelle als jemand, der sich diese Stelle schon als junger Mensch nicht zutrauen würde.

Viele Menschen können es sich zu Beginn eines Studiums schwer vorstellen, wie sie sich zwanzig Jahre später in einer leitenden Position fühlen würden. Aber auch die Vorteile und Nachteile einer Arbeit in einem sogenannten freien Beruf lassen sich schwer einschätzen. So gibt es kaum Ärzte in einer freien Praxis, die weniger als 50 Stunden wöchentlich arbeiten. Hat ein frei praktizierender Arzt weniger zu tun, fühlt er sich oft schon als Versager, und er kann bereits Schwierigkeiten haben, seine Unkosten hereinzuwirtschaften. Auch hat ein Freiberufler nicht eine große Institution im Rücken: seinen Auftraggebern, dem Patienten, Klienten oder Kunden steht er allein gegenüber. Ein frei praktizierender Arzt sagte mir einmal: »In der Klinik hatte ich den Oberarzt und den Chef, also zwei Vorgesetzte. Wäre ich länger geblieben und Oberarzt geworden, hätte ich jetzt nur noch einen Vorgesetzten. In der Praxis habe ich viele Vorgesetzte, jeder Patient ist einer.«

Wie sich jemand in einer Hierarchie oder in einer freien Praxis oder einem selbständigen Handwerksunternehmen fühlt, wird entscheidend durch die Lage auf dem Arbeitsmarkt bedingt. Werden im eigenen Berufsbereich mehr Stellen angeboten als Bewerber vorhanden sind, kann man sich auch in einer Hierarchie stark und relativ unabhängig fühlen: man könnte ja wechseln. Menschen, die in freier Praxis einen Beruf ausüben, der zu den Mangelberufen zählt, können sich ebenfalls relativ unabhängig fühlen. In psychotherapeutisch unterversorgten Gebieten kann ein Psychotherapeut aus den Augen verlieren, daß die Patienten auch »Kunden« sind; er verteilt seine Behandlungsplätze, was allerdings mit dem Nachteil verbunden ist, daß er Patienten fortschicken muß, denen er helfen könnte. Arbeitet er zuviel, mindert das die Qualität seiner Arbeit.

Rollenkonflikte und ihre Auswirkungen auf das Arbeiten

Bei Akademikerinnen kann man häufig beobachten, daß sie im Beruf Hervorragendes leisten und gleichzeitig eine ebenso gute Hausfrau und Mutter sein wollen wie ihre eigene Mutter, die sich auf die Hausfrau- und Mutterrolle beschränkte. Für eine berufstätige Frau, die beides in Einklang bringt, hatten diese Frauen in der Primärfamilie kein Vorbild. Die Zahl der Akademikerinnen, deren Mütter außer Haus berufstätig waren, ist, verglichen mit den heutigen Prozentzahlen, klein. Die Zahl der Akademikerinnen, deren Mütter auch schon Akademikerinnen waren, ist noch geringer. Als Vorbild für einen außer Haus berufstätigen Menschen kann deshalb meist nur der Vater dienen. Der hatte aber nicht mit den Problemen zu kämpfen, die sich einer Frau heute stellen, die einen Beruf ausübt und Kinder hat.

Auch wenn Hilfspersonen mit herangezogen werden, ist eine Frau meist mehr als der Mann mit der Organisation des Haushalts und der Kindererziehung beschäftigt; auch deshalb, weil sie Haushalt und Kinder mehr als der Mann als ihre ureigenste Domäne betrachtet, und dies auch dann, wenn sie den Mann dazu auffordert mitzuhelfen. Von Männern hört man oft, daß sie sich eben als Hilfspersonen in bezug auf Kindererziehung und Haushalt fühlen, was ihre Motivation einschränken kann, entsprechende Tätigkeiten zu verrichten. Das erhöht die Arbeitsbelastung der Partnerin und liefert Stoff zu interpersonellen Konflikten.

Relativ selten wird eine Frau dadurch, daß sie Kinder in die Welt setzt und hauptverantwortlich aufzieht, in ihrer beruflichen Laufbahn nicht behindert. Viele Politikerinnen, Hochschullehrerinnen und andere Frauen in hohen Führungspositionen sind kinderlos.

Daß eine Frau mit Kindern weniger Zeit für ihren Beruf aufwenden kann, wirkt sich in verschiedenen Berufen unterschiedlich aus. Eine Lehrerin kann oft auch in einer Halbtagsstelle gute Arbeit leisten, vielleicht sogar bessere, weil die berufliche Streßbelastung geringer ist. Die Kombination einer Tätigkeit als Lehrerin und als Hausfrau und Mutter bringt Abwechslung. Was eine Lehrerin an Didaktik können muß, erwirbt sie meist in den ersten Berufsjahren. Reduziert sie dann die Zahl ihrer Unterrichtsstunden, verlernt sie das Didaktische nicht. Bezüglich der Inhalte, die sie vermittelt, kann sie sich meist noch gut auf dem Laufenden halten. Entsprechendes gilt nach meinen Beobachtungen auch für Psychotherapeutinnen. Zwar ist Erfahrung hier wichtig, naturgegebenes Einfühlungsvermögen und persönliche Reife spielen aber eine gleichwertige, wenn nicht eine größere Rolle. Dagegen verliert eine Röntgenologin, die nur halb so viele Röntgenbilder sieht wie ihre voll berufstätige Kollegin, im Vergleich an Kompetenz. Ein Psychotherapeut, der Psychotherapie neben einer internistischen Praxis betrieb, erzählte mir, daß er seine internistische Praxis aufgab, als es ihm passierte, daß er auf einem Röntgenbild ein beginnendes Magenkarzinom nicht erkannte, das ein Internist mit mehr Routine im Befunden von Röntgenbildern erkannt hätte. Entsprechendes kann natürlich auch für Frauen auf internistischen Halbtagsstellen gelten.

In vielen medizinischen Fächern ist eine Halbtagstätigkeit von der Sache her nicht möglich. Zum Beispiel wird in den operativen Fächern vormittags operiert. Nachmittags werden Patienten aufgenommen, es wird Visite gemacht, Arztbriefe werden geschrieben.

Es ist schwer möglich, daß ein Chirurg auf einer Halbtagsstelle den halben Vormittag operiert und dann Visite macht. Vom Operationsplan her ließe sich das noch einrichten, mit der Visite wird es schon schwieriger, besonders wenn er mit einem Arzt oder Ärzten auf der Station zusammenarbeitet, die eine Ganztagsstelle haben und den gesamten Vormittag operieren.

Bei jenen Ehepaaren, die in der Abteilung für klinische Gruppenpsychotherapie der Universität Göttingen in Paartherapie behandelt wurden und bei denen der Anteil an Akademikerinnen und Akademikern überrepräsentiert war, fanden sich häufig interpersonelle Konflikte, die mit der Arbeitsteilung in der Familie zu tun hatten. Eine solche Arbeitsteilung erfordert viel Flexibilität von beiden Partnern, die nicht immer vorhanden ist und auch nicht immer entwickelt werden kann. Müssen die Aufgaben je nach Arbeitsanfall immer neu verteilt werden, erfordert das ein Aushandeln, das Zeit und Energie kostet. Die Auswirkungen beruflicher Nachteile einer Teilzeitarbeit auf das Selbstwertgefühl von Frau und Mann stellen für manche eine zusätzliche Belastung dar. Leicht haben beide Partner den Eindruck, der andere solle mehr tun, damit ihnen diese Nachteile erspart bleiben. Die interpersonellen Konflikte wirken sich psychosomatisch krankheitserzeugend aus (KREISCHE 1995), was wiederum die Arbeitsfähigkeit mindert und damit auch das Selbstwertgefühl. Es kann so zu negativen selbstverstärkenden Kreisprozessen kommen.

Nicht nur den heutigen Akademikerinnen hat es in der Primärfamilie meist an einem Modell dafür gefehlt, wie eine Frau mit den kombinierten Belastungen einer Hausfrau und Muttertätigkeit sowie einer Berufstätigkeit fertig werden könnte, auch für Männer entstehen hier Probleme. Der eigene Vater ist meist kein Vorbild dafür, wie man mit der Tatsache einer außer Haus berufstätigen Frau umgeht und wie die Lasten so zu verteilen sind, daß es zu einer Minimierung der Nachteile kommt. Auch sogenannte progressive Männer, die sich nicht mehr einseitig auf die Berufsrolle festlegen, sondern im Haushalt und bei der Kindererziehung mehr tun als die Männer ihrer Vätergeneration, haben doch, latent oder bewußt, oft die Erwartung, daß ihre Frau eigentlich mehr Zeit, eben genauso viel Zeit wie die eigene Mutter für die Hausfrau- und Muttertätigkeit aufbringen und im Hause mehr präsent sein müßte. Der Vater konnte ihre Mutter als eine Art Hafen benutzen, wo er nach getaner Arbeit einlief und sich »betreuen« ließ, um dann am andern Tag ausgeruht und gestärkt wieder zur Arbeit zu gehen. Das wünschen sie sich nun ebenfalls. Entsprechende Wünsche hat aber auch die berufstätige Frau. Auch sie möchte »eigentlich« nach Hause kommen, sich ausruhen und betreut werden. Statt dessen warten auf sie die Hausfrauenaufgaben und die Aufgaben der Mutter, oft erwarten sie auch Verteilungskämpfe bezüglich der zu leistenden Arbeit. Alles das kann zu Erschöpfungszuständen führen, bis hin zu einer Erschöpfungsdepression.

Hinzu kommt noch, daß junge Menschen Belastungen meist leichter ertragen können als ältere. Das Heiratsalter von Akademikerinnen und Akademikern liegt aber höher als in anderen Berufen. Die meisten Akademikerinnen und Akademiker bekommen ihre Kinder in den Dreißigern, nicht in den Zwanzigern. Das hat auch Vorteile, weil sie viele Erfahrungen gemacht haben, die Eltern aufschieben müssen, deren Kinder früher zur Welt kommen. Weniger als andere haben sie den Eindruck, etwas im Leben zu versäumen, wenn sie sich nun den Kindern widmen. Die biologische Belastbarkeit nimmt in den Dreißigern aber schon ab, wie man zum Beispiel bei Leistungssportlern beobachten kann. Der Streß, den Kinder mit sich bringen, halten Frauen und Männern in der Dreißigern weniger gut aus, insbesondere wenn sie auch noch anspruchsvollen Berufen nachgehen. Verstärkt gilt das für Eltern, die, im Gegensatz zu der autoritären Erziehung, die sie selbst erfahren haben, ihre Kinder antiautoritär oder jedenfalls weniger autoritär erziehen möchten, was ja auch als Forderung unserer Gesellschaft an die Eltern herangetragen wird. Daraus resultiert weiterer Streß. Während die Hausarbeit durch technische Geräte wie Waschmaschine und Geschirrspüler wesentlich erleichtert werden kann, ist die moderne Kindererziehung aufwendiger geworden.

Besonders brisant ist die Situation dann, wenn berufstätige Frauen sich nicht dadurch entlasten mögen, daß sie etwas von ihren Aufgaben delegieren, weil die Mutter das nicht gemacht hat und sie meinen, diese Aufgaben ebenfalls selbst erledigen zu müssen. Eine Tagesmutter wird gleich völlig abgelehnt. Sie möchten aber auch keine Putzfrau einstellen, weil die Mutter ja ohne ausgekommen sei und weil es sich nicht gehöre, seinen Schmutz durch andere wegmachen zu lassen. Aber auch Frauen, die in einem Haushalt mit Hilfskräften aufgewachsen sind, können hier ein Problem haben, wenn sie in einer Oppositionshaltung gegenüber den Eltern waren und geblieben sind.

Viele Eltern sind der Meinung, daß sie ihren Kindern »etwas bieten« müßten. Nicht außer Haus berufstätige Mütter bieten den Kindern ein tagesfüllendes Beschäftigungs- und Unterhaltungsprogramm. Wenn die Mutter berufstätig ist, sind die Möglichkeiten natürlich eingeschränkt, was ihr wiederum ein schlechtes Gewissen macht.

In den heute verbreiteten Ein-Kind- oder Zwei-Kinder-Familien sind die Eltern oft der Meinung, daß sie den Kindern die Geschwister ersetzen müßten. Hier ist die Etablierung von Kindergruppen, die von den Eltern abwechselnd betreut werden, sicher eine Hilfe.

Frauen, die mit dem Kinderkriegen warten, bis sie Ende Dreißig sind, weil sie vorher eine Ausbildung abschließen und es im Beruf zu etwas bringen wollten, sind mit der Tatsache konfrontiert, daß zum Kinderkriegen nur noch wenig Zeit bleibt. Das wissen natürlich auch ihre Partner, die sie eventuell ihrerseits unter Druck setzen. Der Entschluß, nun schwanger werden zu wollen, ist bei Frauen Ende Dreißig oft auch dadurch erschwert, daß sie eine berufliche Position erreicht haben, die ein attraktiveres Arbeiten ermöglicht als in den Jahren vorher, so daß es noch schwerer fällt, die berufliche Tätigkeit einzuschränken oder vorübergehend ganz aufzugeben.

Da die Fertilität der Frau nach dem 35. Lebensjahr schon deutlich abnimmt, kann ein Paar damit konfrontiert sein, daß medizinische Maßnahmen notwendig sind, um eine Konzeption zu erreichen. Diese Maßnahmen sind oft zeitraubend und schaffen zusätzlichen Streß. Kommt es nicht zur Konzeption, muß vom Kinderwunsch Abschied genommen werden. Manche Eltern wollen dann Kinder adoptieren, was ein Unternehmen ist, das Zeit kostet und Unsicherheiten bringt, weil die Eltern nicht wissen, mit welcher Art von Vorprägung und Erbgut sie es zu tun haben werden. Manche Adoptivkinder sind auch durch ungünstige Umwelteinflüsse vorgeschädigt. Daraus ergeben sich zusätzliche Aufgaben für die Adoptiveltern. Tatsächlich verzichten manche Paare angesichts der Schwierigkeiten, die mit Kindern verbunden sind, ganz auf Kinder.

Kooperation im Team

Wenn in einem Team Menschen mit verschiedenen Persönlichkeitsstrukturen zusammenarbeiten, können die Vorteile einer Charakterstruktur zum Tragen kommen, ohne daß sich die Nachteile auf das Gesamtergebnis negativ auswirken. So können Teammitglieder mit einer schizoiden Charakterstruktur originelle Ideen entwickeln, auf die ein Zwanghafter nicht gekommen wäre, weil er sich zu sehr an der bestehenden Realität orientiert. Menschen mit einer schizoiden Charakterstruktur berücksichtigen die Realität oft zu wenig. Deshalb können sie schwer praktikable Ideen entwickeln. Das kann durch zwanghafte Teammitglieder ausgeglichen werden, die Realität vollständiger erfassen. Sie können auch aus den Ideen des Schizoiden jene auswählen, die praktikabel sind und ihm und dem Team dadurch Mißerfolge ersparen.

Die Spontaneität und Begeisterungsfähigkeit hysterischer Mitarbeiter, die sich für vieles interessieren und gerne Projekte beginnen, ohne sie zu Ende zu führen, kann ebenfalls durch zwanghafte Mitarbeiter oder Chefs kompensiert werden, die gerade Wert darauf legen, ein Projekt zu einem vollständigen Abschluß zu bringen.

Zwanghaft strukturierte Mitarbeiter haben oft die Vorstellung, es gebe nur einen Weg zu einer Lösung, nämlich den »richtigen«. Hysterische Mitarbeiter können sich eher verschiedene Lösungswege vorstellen und diese Einseitigkeit des Zwanghaften damit ausgleichen.

Depressiven fehlt es oft an Initiative. Sie werden durch begeisterungsfähige hysterische Mitarbeiter mitgerissen, die immer neue Initiativen entwickeln – oft mehr, als sie zu einem guten Ende führen können.

In einem medizinischen Team, das Untersuchungen an Patienten vornimmt, können depressiv strukturierte Menschen wichtig sein, die sich in die Lage und in die Interessen der Patienten besonders gut einfühlen können, allerdings mit dem Nachteil, daß sie dem einzelnen Patienten zuwenig zumuten wollen, weil sie zu sehr die Interessen des einzelnen, mit dem sie unmittelbar zu tun haben, im Auge haben und vernachlässigen, daß das Untersuchungsergebnis vielleicht anderen

Patienten zugute kommen, ja lebensrettend für sie sein könnte. Zwanghafte Menschen vertreten bei Diskussion der Frage, was an Untersuchungen noch erlaubt und was nicht mehr erlaubt sei, oft starre Prinzipien, was aber wichtig sein kann, wenn die Begeisterung Hysterischer für ein neues Thema so groß ist, daß ethische Normen bei der Untersuchung außer acht gelassen werden.

Narzißtische Teammitglieder, die im Team eine Sonderrolle anstreben und sich deshalb in ein Team schwer einfügen können, werden in dieser Tendenz durch zwanghafte Teammitglieder begrenzt, die mehr die Auswirkungen der Arbeit des einzelnen auf das Endergebnis im Auge haben. Neigen solche narzißtischen Teammitglieder dazu, Patienten, aber auch Teammitglieder zu funktionalisieren, wirken dem die depressiven Teammitglieder entgegen, die umgekehrt die Tendenz haben, die Interessen anderer in den Vordergrund zu stellen und eigene zurückzustellen oder zu vernachlässigen. Hier können narzißtische Teammitglieder ein Gegengewicht sein.

Phobische Teammitglieder neigen dazu, sich anzuschließen, und leisten oft nur dann gute Arbeit, wenn ein anderer die Verantwortung übernimmt. Als Teamleiter eignen sie sich nur dann, wenn es ihnen gelingen kann, die Teammitglieder als »steuernde Objekte« (König 1981; 1997a) zu nutzen. Sie geben den Teammitgliedern dann viel Freiraum und streben in vielen Dingen einen Konsens im Team an, was zu Schwierigkeiten führen kann, wenn ein Konsens nicht erreichbar ist oder der Leiter ein »Machtwort« sprechen müßte. Stellt es sich heraus, daß sich ein Teammitglied für die gemeinsame Arbeit gar nicht eignet, haben sie Schwierigkeiten, die äußeren und inneren Konflikte zu ertragen, die auftreten, wenn ein Teammitglied entlassen werden müßte. Aber auch wenn es nicht darum geht, sondern nur um ein dysfunktionales Verhalten eines Teammitglieds, haben sie Schwierigkeiten, es zu konfrontieren. Diese Schwierigkeit teilen sie mit den depressiv Strukturierten.

Phobische Teammitglieder sind oft hervorragende Mitarbeiter, solange sie in keinem Bereich die Endverantwortung übernehmen müssen. In einem Teamprojekt kann es aber Bereiche geben, bei denen einer auf sich allein gestellt ist: zum Beispiel, wenn er bei einem Forschungsprojekt, das Untersuchungen in mehreren Kliniken durchführen muß, die Untersuchungen in einer bestimmten Außenklinik initiieren und organisieren sollte.

In der Funktion des Teamleiters wirken sich die Vorteile und Nachteile nach Charakterstruktur besonders deutlich aus. Eine Kompensation durch das Team ist möglich, wie schon am Beispiel des phobischen Teamleiters dargestellt. Der Teamleiter befindet sich hierarchisch aber auf einer anderen Ebene; viele Merkmale seiner Rolle unterscheiden sich von denen der anderen Teammitglieder. Kompensation muß zudem auch zugelassen werden. Ein Teamleiter, der sich in seiner Autorität bedroht fühlt, wenn Teammitglieder Einwände gegen seine Anordnungen erheben, kann die Ressourcen eines Teams weniger nutzen als einer, der seine Rolle auch darin sieht, nicht nur eigene Ideen einzubringen und eigene Pläne zu verwirklichen, sondern die Ressourcen eines Teams zu erkennen und zu koordinieren. Die Rolle des »primus inter pares« liegt bekanntlich nicht jedem. Sie verlangt vom Teamleiter sowohl Selbstsicherheit als auch Toleranz, Eigenschaften, die nicht jeder Teamleiter in ausreichendem Maße hat.

Natürlich kann man das Führungskonzept eines primus inter pares ad absurdum führen. In einem Team, in dem Teammitglieder zusammenarbeiten, die sich nicht nur durch ihre Charakterstruktur, sondern auch durch das Ausmaß der in die Teamarbeit eingebrachten Kompetenzen unterscheiden, sind eben nicht alle »pares«, also gleich. Deshalb kann man sie auch nicht in jeder Hinsicht gleichstellen. Die Struktur eines Teams entspricht meist nicht dem einfachen Modell eines Leiters auf der einen Seite und gleich kompetenter Mitarbeiter auf der anderen. Es gibt Abstufungen im Team, die zu berücksichtigen sind, wenn ein gutes Arbeitsergebnis erreicht werden soll. Ähnlich den Verhältnissen in einer Kfz-Werkstatt gibt es nicht nur einen Meister und dann Gesellen, die gleich kompetent sind. Es gibt erfahrene und weniger erfahrene Gesellen, und es gibt Lehrlinge.

Überhaupt erscheint mir der Vergleich von Forschungsteams mit den Verhältnissen in einem Handwerksbetrieb erhellend. Dort wie auch in einem Forschungsteam ist es unter anderem wichtig, daß eine Rangordnung etabliert wird, die auf funktionalen Gesichtspunkten basiert. Die Charakterstrukturen der Mitarbeiter können mit den funktionalen Gesichtspunkten einer Rolle im Team konfligieren. Hysterische Teammitglieder meinen, schon alles zu können; zwanghafte Teammitglieder meinen oft, einen ethischen Auftrag zu haben, und stellen sich als Vertreter einer übergeordneten Ethik – zum Beispiel der Exaktheit, die dysfunktionale Pedanterie zur Folge haben kann – über andere Teammitglieder. Narzißtische Teammitglieder möchten andere funktionalisieren und haben Angst, selbst funktionalisiert zu werden.

Zwanghafte Teammitglieder haben oft Schwierigkeiten, mit anderen auf gleicher Ebene zu kooperieren. Sie fühlen sich nur in einer Hierarchie wohl, die im einzelnen festlegt, wer wem über- oder untergeordnet ist. Depressive Teammitglieder betonen das Persönliche oft mehr als der Sache nach gerechtfertigt ist; schizoide Teammitglieder neigen dazu, im Team ein eigenbrötlerisches Dasein zu führen und bewerten Ideen höher als konkrete Details. Die Harmonisierungstendenz phobischer Teammitglieder führt oft dazu, daß sie auszugleichen suchen, wo ausdiskutiert werden müßte.

Zu den Aufgaben des Teamleiters gehört, die persönlichkeitsbedingten Stärken und Schwächen seiner Mitarbeiter herauszufinden und darauf hinzuwirken, daß die Vorteile genutzt und die Nachteile begrenzt werden. Dies ist eine wesentliche Komponente der erforderlichen interpersonellen Kompetenz eines Leiters.

Was für Teams gilt, die sich aus mehr als zwei Leuten zusammensetzen, gilt mutatis mutandis auch für die Zusammenarbeit von zwei Personen, zum Beispiel für die Zusammenarbeit eines Chefs mit seiner Sekretärin. Sie kann Schwächen des Chefs ausgleichen, so daß seine Stärken wirksamer werden können. Ein Chef, dessen Aufgabe es ist, in übergreifenden Zusammenhängen zu denken und zu handeln, braucht dazu Informationen, die seine Sekretärin für ihn organisieren und bei Bedarf zur Verfügung stellen kann. Viele Chefs können papiergebundene Informationen weniger gut in Ordnung halten als ihre Sekretärin. Die mit einem zwanghaften Strukturanteil verbundene Ordentlichkeit und Genauigkeit haben sie vielleicht aufzuweisen, die Beschäftigung mit der Ablage würde ihr Gehirn aber mit Details überfrachten, insbesondere dann, wenn sie dafür die ganze Verantwortung übernehmen müßten. Sie delegieren diese Verantwortung an die Sekretärin, die aber nicht zu »zwanghaft« sein darf, damit sie nicht den Überblick verliert.

Auch an Entscheidungen, die nach landläufiger Meinung Fachkompetenz erfordern, kann eine Sekretärin unbefangen herangehen und Wesenliches beitragen. Von einem bekannten Verlag im deutschen Sprachraum wird berichtet, daß dort ein Manuskript ankam, das von mehreren Verlagen abgelehnt worden war und auch in diesem Verlag abgelehnt werden sollte. Eine Sekretärin hatte hineingesehen, fand sich von dem Manuskript angezogen und las es ganz. Sie vertrat gegenüber dem Chef ihre Meinung als Leserin, daß es sich um ein interessantes Buch handele, das ein Lesen lohne. Das Buch wurde schließlich akzeptiert und ein Welterfolg.

Ein gutes Beispiel für die Zusammenarbeit ist die Kooperation eines Autors und eines Lektors. Der Autor hat einem Manuskript gegenüber oft eine gewisse Betriebsblindheit, er »steckt zu sehr drin«. Zum Beispiel ist es ihm weniger gut möglich als einem Außenstehenden, Wiederholungen im Manuskript als solche zu erkennen, weil ihm eben alles bekannt vorkommt. Solche Wiederholungen aus dem Manuskript zu entfernen, ist dann Aufgabe des Lektors oder der Lektorin. Auch sonst ist es wichtig, daß ein Manuskript von jemandem gelesen wird, der es nicht kennt. So können Umstellungen im Manuskript vom Lektor oft leichter vorgenommen werden, weil es für den Autor schwieriger ist, sich in die Situation des Lesers hineinzuversetzen, der das Manuskript noch nicht kennt.

Ein gewisses Maß an Zwanghaftigkeit ist für den Lektor nützlich, zum Beispiel beim Lesen der Korrekturen. Autoren sind bekanntlich schlechte Korrekturenleser der eigenen Manuskripte. Weil sie das Manuskript so gut kennen, haben sie eher die Tendenz, beim Lesen längere Abschnitte des Textes zu erfassen als jemand, der es noch nicht kennt. Sie lesen deshalb anders als der Erstleser. Zu einem »buchstabenweisen« Lesen müssen sie sich zwingen. Nicht immer ist das Ergebnis befriedigend.

Ein Nachteil von Zwanghaftigkeit bei einem Lektor ist, daß Zwanghafte dazu neigen, nur eine Möglichkeit, etwas darzustellen, als »richtig« anzusehen; das ist dann meist jene, die ihm am meisten einleuchtet oder die er selbst gewählt hätte. Das ist nicht in allen Fällen eine, mit denen der Autor einverstanden sein kann: zum einen, weil er seine eigene Vorstellungsweise als zumindestens gleichberechtigt neben anderen möglichen Darstellungsweisen sieht und sie für die beste hält; zum anderen, weil Zwanghaftigkeit meist einen »trockenen« Stil bedingt, eine Art Kanzleistil, der das Buch wenig leserfreundlich machen würde.

Arbeitsstörungen in Gruppen

Es gibt Menschen, die besser im Team, und andere, die besser allein arbeiten. Findet jeder seinen geeigneten Arbeitsplatz, ist das nicht von Nachteil. Es gibt Arbeiten, die im Team, und Arbeiten, die allein durchgeführt werden müssen. Wer ein Interesse hat, im Team zu arbeiten, wird das besser können als jemand, der kein besonderes Interesse daran hat; umgekehrt wird jemand, der gerne allein arbeitet, im Team weniger produktiv sein können.

Meist wird bei der Berufswahl berücksichtigt, ob man lieber im Team oder lieber allein arbeitet. Ein Konstruktionszeichner sitzt die meiste Zeit allein vor seinem Zeichenbrett oder seinem Computer. Andere können darauf angewiesen sein, daß er seine Arbeit rechtzeitig fertigstellt, er geht mit ihnen aber während der Arbeitszeit nur selten unmittelbar um.

In der Küche eines Hotels wird im Team gearbeitet. Man muß kooperieren und die eigenen Arbeitsvorgänge auf die der anderen abstimmen, damit ein Essen rechtzeitig serviert werden kann.

In anderen Berufen muß man sowohl im Team als auch allein arbeiten. Ein Arzt auf einer Krankenstation arbeitet allein, wenn er Arztbriefe schreibt. Oft arbeitet er mit einem Patienten ohne die Mitwirkung anderer, zum Beispiel, wenn er ihn körperlich untersucht oder seine Anamnese aufnimmt. Vieles findet aber in Kooperation mit anderen Ärzten, Psychologen, Sozialarbeitern, Schwestern und Pflegern statt. Ein Arzt sollte also beides können. Beides ist notwendig. Der Arzt braucht hier eine gewisse Flexibilität.

Wenn jemand kompetent mit anderen arbeiten will, muß er zunächst einmal die Nähe anderer Menschen aushalten können, auch in einer asymmetrischen Beziehung und nicht nur in einer Beziehung, die durch unterschiedliche Rollenvorschriften als asymmetrisch bestimmt ist, wie etwa die Arzt-Patient-Beziehung. Er braucht Taktgefühl, damit er in Auseinandersetzungen um sachliche Dinge andere nicht zu sehr kränkt, und er braucht selbst ein gewisses Maß an Kränkungstoleranz. Wenn er auf gleicher Ebene mit anderen kooperiert, muß er sich über die Aufteilung der Arbeit einigen und darauf verzichten können, alles, was geschieht, zu kontrollieren und zu bestimmen.

Andererseits ist es notwendig – um die Belange zu vertreten, für die er unmittelbar verantwortlich ist, aber auch für seine eigene Arbeitszufriedenheit –, daß er interpersonellen Einfluß ausüben kann: durch eine sachliche Darstellung der Sachverhalte, um die es geht, aber auch, indem er Sympathie erzeugt und sie nicht zerstört.

In der Zusammenarbeit mit anderen zeigt sich, ob jemand in der Lage ist, Grenzen zu setzen, und ob er das rigide oder flexibel tut. Oft stellt sich das in Diskussionen um Urlaubsregelungen heraus.

Als Vorgesetzter muß man an die Mitarbeiter sachgemäß delegieren können. Ein Vorgesetzter kann nicht alles selbst machen, deshalb sind ihm Mitarbeiter zugeteilt. Er muß sie beauftragen und anleiten und ihnen so viel Freiheit lassen, daß sie ihre eigenen Kompetenzen ausschöpfen können. Er muß auch in der Lage sein zu ertragen, daß nicht jede seiner Entscheidungen auf Begeisterung stößt. Er sollte aber in der Lage sein, Anordnungen so zu vermitteln, daß er das Selbstwertgefühl der Mitarbeiter nicht beschädigt.

Es ist im Prinzip besser zu überzeugen, als anzuordnen. Oft fehlt aber die Zeit dazu. Der Vorgesetzte sollte zwischen den Fällen unterscheiden können, in denen es dysfunktional ist, lange Erklärungen abzugeben, und denen, wo Erklärungen letztlich Zeit sparen, ihm und den Mitarbeitern, weil sie verhindern, daß die Arbeit mit unzureichender Motivation ausgeführt wird.

Viele Vorgesetzte scheuen sich, unpopuläre Anordnungen zu treffen. Sie wollen durchgängig beliebt sein: bei allen Mitarbeitern und zu jeder Zeit. Dies erreichen zu können, ist in den meisten Fällen eine Illusion.

In meinen Teamsupervisionen im Bereich der Psychotherapie und der Psychiatrie bin ich häufig auf organisationsstrukturelle Probleme gestoßen, die erst dazu führten, daß die innerpsychischen Konflikte der Mitarbeiter sich interpersonell manifestieren konnten. Von M. JONES (1976) und T. MAIN (HILPERT u.a. 1981, MAIN 1981) sind zwei sehr unterschiedliche Konzepte von therapeutischer Gemeinschaft entwickelt worden. M. Jones entwickelte ein Konzept, in dem die Mitglieder eines Teams breite Kompetenzen erhalten und die hierarchischen Unterschiede minimiert werden. Jeder hat im Prinzip zu allem etwas zu sagen, jeder kann auch von jedem etwas lernen. In der Praxis hat sich dieses Konzept insofern nicht bewährt, als eine Diffusion der Zuständigkeiten auch zu einer Diffusion der Verantwortlichkeiten führt: mit dem Ergebnis, daß im Extremfall jeder für alles zuständig und niemand für etwas verantwortlich ist.

T. Main hat ein Konzept entwickelt, das den Teammitgliedern umschriebene Zuständigkeiten gibt und vorsieht, daß die Kompetenzen der Mitarbeiter ausgeschöpft werden. Daß die Kompetenzen nicht ausgeschöpft wurden, hatte T. Main insbesondere beim Pflegepersonal festgestellt. Die Schwestern in einer psychotherapeutischen Klinik, die er leitete, hatten gelernt, Patienten zu pflegen. Sie hatten aber nicht gelernt, die Rolle einer Psychotherapie-Schwester auszufüllen, obwohl sie von ihren Anlagen und Fähigkeiten dazu in der Lage gewesen wären. Er übergab den Schwestern wesentliche sozialpsychiatrische Kompetenzen und ein Mitspracherecht bei der Bestimmung der Aufenthaltsdauer. Die Aufenthaltsdauer eines Patienten wurde allerdings nicht durch demokratische Abstimmung festgelegt, sondern in letzter Instanz vom zuständigen Arzt entschieden, der sich vom Team beraten ließ.

Dieses Konzept führte zu einer größeren Arbeitszufriedenheit und zu besseren Entfaltungsmöglichkeiten des Personals, weil wenig Zeit in Kompetenzrangeleien und unfruchtbarer Scheinkonkurrenz verloren ging; Scheinkonkurrenz deshalb, weil die juristischen Verantwortlichkeiten, die immer einzelne betreffen, geleugnet, aber nicht aufgehoben werden können.

Das Konzept von T. Main und ähnliche Konzepte haben sich mittlerweile in den meisten psychotherapeutischen Kliniken durchgesetzt (KÖNIG 1995). Das Konzept von M. Jones findet sich fast nur noch in psychiatrischen Kliniken, vielleicht deshalb, weil hier gewisse Zuständigkeiten, zum Beispiel die Medikation, sehr klar sind, so daß ein fester Rahmen gegeben ist. Allerdings gibt es bei Anwendung dieses Konzeptes immer noch erhebliche Konflikte um Ausgangsregelungen, Aufenthaltsdauer und der Art der zu treffenden sozialpsychiatrischen Maßnahmen in Vorbereitung auf die Entlassung oder nach der Entlassung eines Patienten.

Wahrscheinlich wird die Entwicklung dahin gehen, daß sich auch an den psychiatrischen Kliniken das Konzept von T. Main durchsetzt; vor allem wenn zukünftig die Psychotherapie in der Ausbildung von Psychiatern einen höheren Stellenwert bekommt, so daß sie sich mit der entsprechenden Literatur mehr als bisher beschäftigen.

Ein weiteres Problem, das die Arbeitsfähigkeit von Teams einschränken kann, liegt in der Ideologiebildung (Staats u.a. 1995, Staats 1997). Oft geht die Ideologie einer Klinik vom Träger oder vom Leiter aus. Es gibt aber auch Kliniken und Stationen, wo das Team eine Ideologie vertritt, die ihren Ursprung in einem Leiter hat, der schon lange nicht mehr in der Klinik oder auf der Station arbeitet (König 1995).

Ideologie ist immer etwas Unflexibles. Wer sich nach einer Ideologie richtet, richtet sich nicht nach der Situation. Andererseits kann eine Ideologie stabilisierend wirken und verhindern, daß ein Team sich unreflektiert und nur reagierend der jeweiligen Situation anpaßt, ohne einen eigenen Standpunkt zu vertreten.

Keiner von uns ist ganz ideologiefrei. Wir alle vertreten Normen und Werte, die in Ideologien verankert sind. Reflektiert man das aber, kann man sich meist doch an die Erfordernisse einer Situation anpassen, ohne auf die stabilisierende und oft auch motivierende Wirkung von Ideologie ganz zu verzichten.

Mobbing

Unter Mobbing versteht man, daß Mitarbeiter eines Betriebes sich gegen eine Person oder mehrere der ihren zusammenschließen, um sie »fertigzumachen«, meist mit dem Ziel, daß die Gemobbten den Betrieb verlassen. Die Gründe für das Mobbing werden meist bei denen vermutet, die sich gegen sie zusammenschließen.

Oft trifft das zu. Der gemobbte Mitarbeiter ist ein Sündenbock, der »in die Wüste getrieben« wird. Die bewußte Erwartung des Teams besteht darin, daß interpersonelle Konflikte innerhalb des Teams damit beseitigt werden. Meist tritt das aber nicht ein, die Konflikte schwelen weiter. Vielleicht sucht sich das Team dann ein neues Opfer.

Besonders häufig sind Mitarbeiter, die neu in den Betrieb kommen, dem Mobbing ausgesetzt. Man kennt sie noch nicht persönlich. Die »Beißhemmungen« fehlen, die ein Miteinander-Vertrautsein hervorruft. Wer neu in einen Betrieb kommt, braucht meist eine gewisse Zeit, bis er sich in den Betrieb hineinfindet und sich in die Arbeitsabläufe einfügen kann. Er ist »anders« als die anderen und wird ihnen erst mit der Zeit ähnlicher.

Es ist aber ein Irrtum anzunehmen, daß die Ursachen eines Mobbing immer nur bei den Mobbern liegen. Sie können auch beim Gemobbten zu finden sein. Es gibt Menschen, die in ihrer Familie immer in der Rolle des Sündenbocks waren und diese Rolle, die ihnen vertraut ist und mit der sie umgehen können, unbewußt anstreben. Durch unbewußte Manipulation versuchen sie, Menschen, mit denen sie zusammenarbeiten, in ihrem Verhalten den Mitgliedern der Ursprungsfamilie gleich oder zumindest ähnlich zu machen. Ich spreche (König 1982) von einem Bedürfnis nach Familiarität, wobei die vertraute Umgebung durchaus nicht angenehm sein muß. S. Freud (1920) sprach in solchen Zusammenhängen von Wiederholungszwang.

Es gibt auch Menschen mit einer inneren Konfliktpathologie, die bewirkt, daß sie innere Konflikte, die ursprünglich interpersonelle Konflikte waren, dergestalt nach außen verlagern, daß ein Konfliktpartner oder mehrere Konfliktpartner nicht nur im Inneren des Betreffenden repräsentiert sind, sondern auch in ihrem äußeren Beziehungsnetz. Durch den interpersonellen Konflikt, der nun entsteht, wird die Innenwelt des betreffenden Menschen entlastet. Bei der Behandlung von Menschen mit einer schweren Charakterneurose erfährt man immer wieder, daß sie ihre Stellen häufig gewechselt haben, weil es in jeder Stelle böse Menschen gab, die ihnen übelwollten.

Aber auch die Wahl eines Sündenbocks durch die Mobber kann

durch deren innere Konflikte bedingt sein. Einzelne Mitglieder eines Teams können nach einer Entlastung ihrer inneren Konflikte suchen. Sie wählen sich dazu dann nicht Teammitglieder aus, die schon vorhanden sind, über die sie viel wissen, sondern neue, denen sie vieles zuschreiben können, weil sie noch wenig über sie wissen. Mit ihnen inszenieren sie dann einen interpersonellen Konflikt. Handelt es sich um Teammitglieder, die im Team eine Führungsrolle haben, kann es sein, daß ihnen das gesamte Team folgt.

Es gibt allerdings auch Arbeitsbedingungen, die in allen, die in dem betreffenden Betrieb arbeiten, Konflikte auslösen, wie sie in fast jedem Menschen angelegt sind: zum Beispiel Konflikte zwischen dem Wunsch nach Unabhängigkeit und Selbständigkeit auf der einen, Versorgtwerden auf der anderen Seite. In einem Betrieb, in dem die Mitarbeiter sich von der Leitungsebene, zum Beispiel vom Träger einer Klinik, vernachlässigt, unversorgt oder »verheizt« fühlen, kann der Wunsch nach Versorgung so groß sein, daß von jedem neu hinzugekommenen Teammitglied ein hoher Beitrag zur Arbeit erwartet wird, damit das die anderen entlastet. Braucht das neue Teammitglied Zeit, sich einzugewöhnen, und liegt seine Arbeitsleistung während dieser Zeit noch unter dem Durchschnitt, wird der Betreffende als arbeitsunwillig oder inkompetent erlebt. Man versucht, ihn wieder loszuwerden, in der Erwartung, daß ein Nachfolger besser sein wird.

Vorgänge, die dem Mobbing auf gleicher Ebene entsprechen, gibt es auch in den Beziehungen zu einem Chef. So kann ein Konflikt mit einem unerreichbaren Konfliktpartner, zum Beispiel einem Kostenträger, auf den anwesenden Chef verschoben werden. Die Unzufriedenheit mit der von außen verursachten schwierigen Lage eines Teams soll mit dem Chef ausgetragen werden, obwohl der gar nicht in der Lage ist, an der Situation etwas zu ändern.

In einer Fußballmannschaft, die wichtige Spiele verloren hat, ist der Trainer fast immer in der Gefahr, einem Mobbing zum Opfer zu fallen, weil er für die Niederlagen verantwortlich gemacht wird. Dazu eignet er sich einmal wegen seines realen Einflusses auf die Spielweise der Spieler. Man kann immer diskutieren, ob seine Strategie nicht falsch war oder ob es ihm vielleicht nicht gelungen ist, die Spieler zu motivieren. Die Spieler können sich so von eigenem Versagen entlasten. Ein neuer Trainer, der in eine Mannschaft kommt, die schon länger zusammen spielt und sich gut kennt, hat die Nachteile, die ich für einen Neu-Hinzukommenden auf der Mitarbeiterebene beschrieben habe. Man kennt ihn nicht oder kaum. Er muß sich in die Mannschaft erst hineinfinden und macht dabei anfangs Fehler.

Chefs, die eine Einrichtung wie eine Klinik neu übernehmen, streben oft danach, personelle Veränderungen rasch durchzuführen, um ihre Autorität zu etablieren. Das fällt ihnen leichter, wenn sie die Betreffenden noch nicht gut kennen und ihnen gegenüber noch keine »Beißhemmung« entwickelt haben, wie sie sich in einer längerdauernden Beziehung einstellen kann. Ein solches Vorgehen ist aber gefährlich, weil so falsche Personalentscheidungen getroffen werden können, die man dem Chef noch lange vorwirft. Meist sind allerdings diejenigen, die bleiben durften, darüber froh und schließen sich dem neuen Chef an.

In einer Fußballmannschaft – um dieses Beispiel für komplexe Teamarbeit noch einmal zu verwenden – mit vielen prominenten Spielern hat der neu hinzukommende Trainer die Möglichkeit, die Spieler auszuwechseln in der Regel nicht, weil die Spieler bei den Fans bekannt und beliebt sind. Auch muß bei einem personellen Wechsel der Vorstand des Fußballvereins das letzte Wort sprechen. Wahrscheinlich täten neue Trainer gut daran, mit dem Vorstand des neuen Vereins zu vereinbaren, daß sie personelle Veränderungen in einem begrenzten Ausmaß durchführen können und dazu auch die Unterstützung des Vereinsvorstandes haben. Das wäre auch im Interesse des Vorstandes, der darum bemüht sein muß, daß der Trainer sich gut etabliert und eine Autorität entwickelt, die es erleichtert, die Spieler seinen Anweisungen folgen zu lassen. Seine fachliche Autorität kann der Trainer erst über eine gewisse Zeit hin etablieren, indem er die Mannschaft zu Erfolgen führt. Anfangs ist ein gewisser Autoritätsvorschuß nötig, der rasch dadurch etabliert werden kann, daß der Trainer Personalentscheidungen trifft, die sachlich begründet erscheinen. Hier muß natürlich beachtet werden, daß es sich bei den Spielern meist um Besser-Verdienende handelt, die, wenn sie gut qualifiziert sind, woanders unterkommen können oder in der Lage sind, ihre Fußballkarriere zu beenden und auf der Basis des bis dahin verdienten Geldes im Geschäftsleben tätig zu werden.

Etwas anderes ist es, wenn die Entlassung einen Geringverdienenden trifft, der voraussichtlich nicht so leicht einen neuen Arbeitsplatz finden wird. Hier sind soziale Aspekte zu berücksichtigen. Allgemein läßt sich aber sagen, daß ein als schwach erlebter Chef der Gefahr eines Mobbing erheblich stärker ausgesetzt ist als jemand, der sich initial Respekt verschafft, auch wenn er lieber warten würde, bis seine Sachautorität sich etabliert hat.

Vorgesetzte und Mitarbeiter, Ausbilder und Auszubildende

Als Vorgesetzter tätig zu sein, das lernt man im allgemeinen »by doing«. Natürlich gibt es auch Seminare, in denen man darüber etwas lernen kann. Sie werden aber nur von einem Teil der Führungskräfte besucht, meist in der Industrie, kaum an den Universitäten und selten im Gesundheitswesen. Ein Vorgesetzter sollte seine Einstellung zur Macht kritisch reflektieren. Macht kann einem Chef lästig sein, er kann den Machtaspekt seiner Rolle fürchten. Er sollte sich dann aber fragen, warum das so ist.

Ein Chef kann seine Macht aber auch genießen, auch dann sollte er sich fragen, in welcher Weise. Macht als solche zu genießen ist gefährlich. Der Genuß von Macht kann sich mit sadistischen und narzißtischen Wünschen so eng verbinden, daß es schwer wird, Macht sachgerecht auszuüben. Nicht umsonst kommen in Kontaktanzeigen, in denen ein Partner oder eine Partnerin für sado-masochistische Spiele gesucht wird, die Worte: »streng« und »Erziehung« vor. Die Rolle des Erziehenden, die im Zusammenhang mit der Rolle eines Auszubildenden steht, kann als Vorwand für die Befriedigung sadistischer Triebbedürfnisse dienen; entsprechend natürlich auch die Rolle des Untergebenen als eine Möglichkeit, masochistische Bedürfnisse auszuleben, indem der Chef zu sadistischen oder als sadistisch erlebten Handlungen durch Provokation »gezwungen« wird.

Macht und Geltung sind eng verknüpft. Wer Macht hat, kann sich Geltung leichter verschaffen, und der Besitz von Macht verschafft Geltung schon für sich allein. Umgekehrt kann es Macht und Geltung mindern, wenn der Chef seine Verantwortung mit anderen teilt. Gleichwohl kann ihm das auch Sympathien eintragen, was insbesondere solche Chefs schätzen, die einen stärkeren depressiven Persönlichkeitsanteil haben.

Im Gesundheitsbereich, den ich als Arzt natürlich am besten kenne, wird heute noch nach dem Meister-Lehrling-Modell ausgebildet. Das zeigt sich besonders in den operativen Fächern. Wer als Auszubildender in einer operativen Klinik anfängt, hat einige theoretische, kaum aber praktische Kompetenzen. Er muß wie ein Auszubildender »von der Pike auf« anfangen, zunächst assistieren und erst später unter Anleitung selbst operieren. An vielen Kliniken, vor allem an Universitätskliniken, wird das Stadium des selbständigen Operierens erst spät erreicht. Der Assistent bleibt im Stadium des Lehrlings, bis er über dreißig Jahre alt ist; dann erst wird er Geselle. Dann bildet er auch schon andere aus, wie das ja auch im Handwerk üblich ist. Seine Tätigkeit hat dann Aspekte der Tätigkeit des Meisters. Daß ein Assistent an einer operativen Klinik lange Auszubildender bleibt, über die formale Facharztzeit hinaus, bringt innere Schwierigkeiten für den Assistenten und Probleme für den Chef, der einen eindeutig erwachsenen Menschen in mancher Hinsicht wie einen Lehrling behandeln muß.

Ähnliche Probleme zeigen sich an psychoanalytischen Instituten, wo die meisten Anfänger über 30 Jahre alt sind. Oft haben sie schon eine relativ lange berufliche, eigenständige Tätigkeit hinter sich, zum Beispiel als Fachärzte. Sie müssen nun etwas Neues lernen. Zusammen mit der regressiven Position, in die sie durch die Lehranalyse zumindest in der Beziehung zum Lehranalytiker, oft aber auch in der Beziehung zum Institut, geraten, das vom Lehranalytiker vertreten wird, löst das in ihnen den Eindruck aus, infantilisiert zu werden.

Umgekehrt werden die realen Probleme eines späten Ausbildungsbeginns von den Lehranalytikern und Supervisoren des Instituts oft allein auf die Auswirkungen der Lehranalyse geschoben, die reale Problematik des späten Ausbildungsbeginns übersieht man gerne – vielleicht auch deshalb, weil man dieses Problem in der eigenen Ausbildung nicht reflektiert hat.

Daß die Supervisoren an einem psychoanalytischen Institut so bezeichnet werden, ist relativ neu. Früher sprach man ausschließlich vom Kontrollanalytiker. Der Ausbildungskandidat ließ seine Fälle beim Kontrollanalytiker »kontrollieren«. Das heißt, daß der Supervisor darauf achten sollte, ob die Behandlung fachgerecht ausgeführt wurde. Der Begriff »Kontrollanalytiker« enthält bezüglich der Rolle des Kontrollierten eine Rollenbeschreibung, die ihm an sich mehr Selbständigkeit zuschreibt als einem Lehrling. Der Ausbildungskandidat sitzt ja auch mit dem Patienten allein im Zimmer, der Kontrollanalytiker ist nicht anwesend und kann nur dazu Stellung nehmen, was schon geschehen ist. Das unterscheidet die Situation in der psychoanalytischen Ausbildung von der Situation in einem operativen medizinischen Fach, wo der Ausbilder anwesend ist, während der junge Arzt seine Operationen durchführt. In der Rollenbeschreibung eines Supervisors ist dieser Aspekt immer noch enthalten, der Bedeutungshof entspricht aber mehr dem eines Beraters als dem eines Kontrollierenden. Hier darf man allerdings nicht übersehen, daß der Supervisor die Verantwortung für die Behandlung mit trägt und zum Beispiel eingreifen muß, wenn ein Kandidat sich mit seinem Patienten als inkompetent erweist.

Oft hört man, daß Chefs einsam seien. Damit ist nicht gemeint, daß sie wenig mit Leuten umgehen. Chefs gehen ja meist mit vielen Leuten um. Gemeint ist, daß sie im Berufsleben wenig Beziehungen auf gleicher Ebene haben und diese vermissen. Eine solche Situationsbeschreibung entspringt einer holzschnittartigen Betrachtungsweise. Zwar entscheidet ein Chef in vielen Dingen in letzter Instanz. Er kann sich dabei aber beraten lassen. Zu vielen Entscheidungen fehlt dem Chef eines großen Betriebes oder einer großen Institution auch die Sachkenntnis. Seine Mitarbeiter müssen ihm die Informationen geben, die er seinen Entscheidungen zugrunde legt. Als hilfreich erweist es sich, wenn der Chef prinzipiell der Meinung ist, von seinen Mitarbeitern lernen zu können, und dies auch deutlich macht. Wenn ein Chef von seinen Mitarbeitern lernt, bleibt er Chef, gleichzeitig ist er aber auch Lernender, gelegentlich sogar Lehrling. Die Einseitigkeit einer Beziehung zwischen einem Chef und seinen Mitarbeitern wird so durch eine zeitweilige Rollenumkehr aufgelockert und ergänzt.

Chefs, die mit ihrer Rolle eine vollständige Kontrolle und Beherrschung von all dem verbinden, was geschieht, tun sich in ihrer Arbeit nicht nur schwer. Sie fühlen sich auch einsamer als andere, die den Mitarbeitern Bereiche einräumen, in denen sie selbst entscheiden können. Der Chef kann sich dann mehr unter Gleichen fühlen. Ein Vetorecht kann er sich dennoch vorbehalten. Er wird es nur selten ausüben müssen, wenn der Entscheidungsbereich eines Mitarbeiters zu dessen Kompetenzen paßt und klar definiert ist.

Der Einfluß eines Chefs auf das Funktionieren eines Betriebs wird oft überschätzt. Manchen Mitarbeitern geht es da so wie mit den Eltern: Kinder überschätzen oft Macht, Ansehen und Wissen des Vaters; später kommt es zu einem Entidealisierungsprozeß, dessen Ergebnis eine realistischere Sicht sein kann. Es ist aber auch möglich, daß die Enttäuschung darüber, daß der Vater dem Ideal nicht entspricht, und die Kränkung, einen Vater zu haben, der nicht so ideal ist wie angenommen, bewirken, daß der Vater nun entwertet wird. Entsprechendes gilt natürlich auch für die Mutter.

Überschätzt wird beim Chef oft sein Einfluß außerhalb der Institution, zum Beispiel gegenüber geldgebenden Institutionen. Kommt es zur Entwertung, wird der reale Einfluß des Chefs in der Folgezeit unterschätzt.

Werden Vater- oder Mutterobjekte auf ihn übertragen, kann dem Chef mehr Macht zugeschrieben werden und sein Einfluß im Betrieb deshalb größer sein, als er von seiner Stellenbeschreibung her hat. Allerdings gibt es auch Einflußmöglichkeiten, von denen der Chef selbst nichts merkt und die ihn vielleicht überraschen würden. A. Christie, in den psychologischen Einsichten, die sie vermittelt, oft unterschätzt, beschreibt in einem ihrer Kriminalromane, wie eine archäologische Expedition mit zunehmenden Schwierigkeiten zu kämpfen hat, die damit zusammen hängen, daß der Leiter beabsichtigt, seine Frau umzubringen. Seine Gemütsverfassung wirkt sich aus, ohne daß er das merkt oder gar will. Private Schwierigkeiten eines Chefs können sich bis zur Basis hinunter bemerkbar machen; nicht nur weil der Chef dann weniger gut imstande sein mag, seine Rolle und seine Aufgaben als Chef zu erfüllen, sondern auch weil auf der Ebene nonverbaler Verständigung Konflikthaftes übermittelt wird: Innere Probleme des Chefs bilden sich dann an der Basis ab.

In großen Institutionen entsteht durch einen Mangel an Kontakt mit der Leitungsebene oft ein Gefühl des Alleingelassenseins. Das drückt auf die Stimmung, was die Mitarbeiter dabei behindern kann, eigene Ressourcen zu aktivieren. Deshalb ist es wichtig, daß ein Chef gelegentlich durch die Räume der Institution geht und »sich blicken läßt«; auch Betriebsausflüge können in kleineren Institutionen dazu dienen, einen persönlichen Kontakt mit dem Chef zu ermöglichen. Natürlich sollten diese Kontakte auch nicht nur Alibis sein.

Bekanntlich eignet sich nicht jeder von seiner Persönlichkeit her, eine Chefrolle auszufüllen. Die unangenehmen Seiten einer Chefrolle zu ertragen – die für viele darin liegen, daß ein Chef immer auch unpopuläre Entscheidungen treffen muß, wie die Verteilung der Urlaube oder die Erstellung des Dienstplans – ist nicht immer leicht. Chefs, die sich nicht unbeliebt machen wollen, überlassen Entscheidungen oft dem Gerangel ihrer Mitarbeiter, was dann zu Kämpfen um die Arbeitsverteilung und um die Urlaubstermine führt, was wiederum das Miteinander erschwert und das Betriebsklima verschlechtert.

Was einem depressiv strukturierten Chef, der von allen geliebt sein möchte, unangenehm ist, kann sadistische Bedürfnisse eines zwanghaften Chefs befriedigen oder einen narzißtischen Chef, der sich gerne als die letzte, am besten einzige entscheidende Instanz sieht, in dessen eigener Wahrnehmung aufwerten. Beliebt macht einen Chef ein sadistisch oder narzißtisch motiviertes Verhalten natürlich nicht, aber das ist ihm weniger wichtig; es sei denn, daß seine Unbeliebtheit die Arbeitsabläufe über eine Verschlechterung des Betriebsklimas stört.

Viele Chefs haben Probleme mit dem Delegieren, entweder weil sie den Mitarbeitern unangenehme Aufgaben nicht zumuten wollen (»Das Unangenehme macht immer der Chef«) oder weil sie als zwanghafte Chefs alles unter Kontrolle haben möchten. Am besten hat man ja unter Kontrolle, was man selber macht.

Chefs, die sich nicht dadurch unbeliebt machen wollen, daß sie unpopuläre Anordnungen treffen, delegieren gerade das an Mitarbeiter, was eigentlich ihre Aufgabe wäre. So kann es zweckmäßig sein, Mitarbeiter bei Personalfragen (Einstellungen, Entlassungen) beratend hinzuzuziehen. Es wäre aber in vielen Fällen dysfunktional, die Entscheidung einem Gremium von Mitarbeitern ganz zu überlassen, weil sie zum Beispiel ein Interesse daran haben können, niemanden einzustellen, der ihnen als Konkurrent gefährlich werden kann, und deshalb lieber Mittelmäßige auswählen. Auch die persönlichen Sympathien und Antipathien (»Kann ich mit dem?«) erhalten oft ein Übergewicht. Natürlich spielen solche Dinge auch für den Chef eine Rolle. Die besten Resultate werden wahrscheinlich dann erzielt, wenn der Chef entscheidet, sich vorher aber von einem Mitarbeitergremium beraten läßt.

Viele Chefs fühlen sich verpflichtet, Mitarbeiter zu fördern, die schon länger an der Institution tätig sind, und haben Probleme damit, jemanden einzustellen, der ihre eigenen »Kinder« überholt, weil er mehr Begabung mitbringt oder anderswo besser ausgebildet wurde. Stellt sich letzteres heraus, kann das natürlich auch das Ansehen des Chefs als Ausbilder und das Ansehen des Betriebes als ausbildende Institution mindern.

Chefs, die große Probleme mit ihrem Vater hatten, und zwar bis dahin, daß sie ihn auch als Erwachsene noch hassen, können auf Mitarbeiter, die sie kritisieren, paranoid reagieren, weil sie ihnen den Haß zuschreiben, den sie gegenüber dem eigenen Vater empfinden. Umgekehrt spielen bei den Mitarbeitern natürlich auch die Erfahrungen mit den eigenen Eltern eine Rolle. Der Chef wird autoritärer erlebt, als er ist, oder man erwartet von ihm mehr Einsatz, als er leisten kann oder zu leisten bereit ist. Man erwartet von ihm mehr Strenge oder mehr Großzügigkeit, als er tatsächlich zeigt.

Eine Frau als Chefin kann abgelehnt werden, weil sie nicht den Erwartungen an eine Mutter entspricht oder weil ein Mutterobjekt, mit dem man seine Schwierigkeiten hatte, übertragen wird. Es kann auch irritierend wirken, wenn die Chefin Funktionen ausübt, die in der eigenen Familie vom Vater ausgeübt wurden. Chefinnen kommen oft in eine Position, die einer alleinerziehenden Mutter gleicht, von der erwartet wird, daß sie auch den Vater ersetzt, oder die meint, den Vater ersetzen zu müssen und sich deshalb »männlicher« verhält, als es den Erwartungen an eine Frau entspricht.

Letztlich gibt es noch kein allgemein akzeptiertes Bild einer Chefin. Mitarbeiterinnen und Mitarbeiter richten an die Chefin oft Erwartungen, die einander widersprechen. Manche Chefinnen nehmen sich einen Mann in der Rolle des Chefs zum Vorbild, was natürlich naheliegt, wenn sie selbst nur Männer in der Chefposition erlebt haben, ehe sie in eine solche Position aufrückten. In den Frühzeiten des Feminismus wurde betont, daß Frauen und Männer sich wenig unterscheiden, und zwar in dem Sinne, daß Frauen die gleichen Möglichkeiten haben, etwas zu leisten (DE BEAUVOIR 1968). Moderne Feministinnen vertreten dagegen die Position, daß Männer mehr so sein sollten wie Frauen. Wahrscheinlich wäre es am besten, wenn die Frauen als Chefinnen ihren eigenen Stil entwickeln könnten, was ohne gleichgeschlechtliche Vorbilder natürlich schwerer ist, als wenn die Chefinnen sich mit real vorhandenen, akzeptierten Vorbildern auseinandersetzen könnten, um das zu übernehmen, was dem eigenen Wesen und den sachlichen Notwendigkeiten noch am ehesten entspricht, und das Übrige durch Eigenes zu ersetzen.

Arbeitsstörungen und Therapie

Anmerkungen zur Therapie

Arbeitsstörungen spielen in den meisten psychoanalytischen Therapien eine Rolle: als Hauptsymptom oder als ein begleitendes Symptom neben einer anderen Symptomatik. Bei der Indikationsstellung ist es wichtig, zwischen primären und sekundären Arbeitsstörungen zu unterscheiden. Eine primäre Arbeitsstörung liegt vor, wenn die Arbeitsproduktivität eines Patienten schon immer beeinträchtigt war. Um eine sekundäre Arbeitsstörung handelt es sich, wenn der Betreffende gut arbeiten konnte, seine Arbeitsproduktivität sich aber im Rahmen einer neurotischen oder auch psychotischen Erkrankung gemindert hat.

Die Unterscheidung zwischen einer primären und einer sekundären Arbeitsstörung ist nicht immer leicht zu treffen. So kann ein Patient, der in der Schule infolge hoher Begabung gut mitkam, ohne viel zu arbeiten, versagen, wenn er mit den höheren Anforderungen an der Universität konfrontiert wird. Dann kann er eine reaktive Depression entwickeln. Die Depression ist aber nicht Ursache der Arbeitsstörungen, sondern umgekehrt: Die Arbeitsstörungen sind Ursache der Depression.

Natürlich verstärken sich Arbeitsstörungen und Depression gegenseitig. So kann es zu selbstverstärkenden Kreisprozessen kommen: Die Arbeitsstörungen rufen eine Depression hervor, die Depression verstärkt die Arbeitsstörungen, die verstärkten Arbeitsstörungen verstärken die Depression.

Man muß dann unterscheiden, ob der betreffende Student – ich möchte im folgenden bei diesem Beispiel bleiben – einfach nur ungeübt ist oder ob eine neurotische Störung schon während der Schulzeit vorlag, etwa eine Störung mit Charaktersymptomen, zu denen Störungen im Arbeitsbereich gehört hätten, wenn die Arbeitsanforderungen höher gewesen wären.

Begabte Schüler arbeiten oft wenig und lernen deshalb das Arbeiten nicht. Hier muß keine Charakterneurose vorliegen. Der Student wäre mit der Tatsache zu konfrontieren, daß er das Arbeiten nicht gelernt hat. Die damit verbundenen Kränkungen wären zu bearbeiten, und es wäre mit ihm zu besprechen, wie er das Versäumte nachholen könnte. Die meisten Studentenberatungsstellen bieten Kurse an, die den Studierenden dabei helfen, Arbeitstechniken zu erwerben, die sie auf der Schule nicht erworben haben.

Dafür, daß latent vorhandene Arbeitsstörungen bei einer Änderung der Arbeitsanforderung manifest werden können, ist der Übergang von der Schule zur Universität ein besonders prägnantes Beispiel. Entsprechendes kommt natürlich auch in anderen Arbeitsbereichen vor, wenn sich die Anforderungen ändern; zum Beispiel durch die Einführung von elektronischer Datenverarbeitung in einem Betrieb. Hier spielt natürlich auch das Alter eine Rolle. Die Fähigkeit zum Umlernen nimmt bekanntlich mit dem Alter ab. Hier ist dann zwischen altersbedingten und charakterneurotisch bedingten Schwierigkeiten zu unterscheiden; bei einer solchen Umstellung kann sich aber auch ein Begabungsdefizit herausstellen.

Die Arbeitsfähigkeit kann durch die Symptome einer sogenannten Symptomneurose (im Unterschied zur Charakterneurose) beeinträchtigt sein. Ein gutes Beispiel ist eine Zwangsneurose mit Kontrollzwängen. Die Arbeitsergebnisse müssen immer wieder kontrolliert werden, was die Arbeitsproduktivität oft drastisch einschränkt. Manche Zwangsneurosen bestehen seit der Kindheit, andere manifestieren sich erst im Erwachsenenalter.

Depressiv zu reagieren ist eine allgemein menschliche Verhaltensweise, depressiv Strukturierte sind disponierter dazu. Eine jede Depression verlangsamt die Arbeitsgeschwindigkeit. Sie vermindert die vorher oft schon geringe Initiative, wenn es sich um einen Menschen mit einer depressiven Persönlichkeitsstruktur handelt.

Selbsthaß, der auftritt, wenn unrealistische Überschätzungen der eigenen, begrenzten Leistungsfähigkeit mit den Realität konfrontiert werden, okkupiert die psychische Szene eines Menschen und kann ihn so am Arbeiten hindern. Narzißtisch strukturierte Menschen mit einer Tendenz zur depressiven Verarbeitung von Selbsthaß sind in analogen Situationen durch depressive Verstimmungen leistungsgemindert.

Menschen mit einer hysterischen Struktur können depressiv werden, wenn sie Enttäuschungen in Beziehungen erfahren, zum Beispiel können sie ihre Partner oft schwer halten. Ein hysterisches Arbeitsverhalten kann zu massiven Schwierigkeiten führen, zum Beispiel dann, wenn Personen aus dem Betrieb ausscheiden, die Mängel ihres Arbeitsverhaltens kompensiert haben. Entsprechendes gilt für schizoid Strukturierte, deren mangelhafter Realitätskontakt durch andere kompensiert wurde.

Psychoanalytische Therapieformen sind für die Bearbeitung von Arbeitsstörungen unterschiedlich gut geeignet. Bei der Indikationsstellung ist zu beachten, ob eine Charakterneurose behandelt werden muß – meist ein mehrjähriges Unterfangen – oder ob es genügt und vielleicht zweckmäßiger ist, sich auf die symptomrelevanten Entwicklungsstörungen und Konflikte zu konzentrieren. Eine hochfrequente Psychoanalyse kann durch die hier meist ausgelöste Regression die Arbeitsfähigkeit eines Patienten weiter einschränken. Manchmal ist es zweckmäßig, eine Arbeitsstörung fokussiert anzugehen und eine analytische Psychotherapie anzuschließen.

In Gruppentherapien ist zu beachten, daß es für viele Menschen sehr beschämend ist, Arbeitsstörungen zuzugeben. Das hängt unter anderem mit der hohen Einschätzung der Arbeitsleistung in unserer Gesellschaft zusammen. Zwar können sich Arbeitsstörungen auch dann bessern, wenn die zugrunde liegenden Konflikte bearbeitet werden und die Arbeitsstörung selbst gar nicht erwähnt wird. In psychoanalytischen wie anderen Therapien ist es wichtiger, die Konflikte zu bearbeiten, als sich mit den Symptomen zu beschäftigen. Es ist aber doch ein Vorteil, wenn man die Konflikte auf die Symptome beziehen kann.

Eine Fokussierung der Entwicklungsstörungen und Konflikte ist natürlich um so wichtiger, je weniger Zeit der Patient hat. Auf dem heutigen Arbeitsmarkt spielt es bei Einstellungen eine zunehmende Rolle, ob jemand für sein Studium oder seine Ausbildung mehr oder weniger Zeit gebraucht hat. Deshalb sind Therapien, die weniger Zeit brauchen, oft besser, auch wenn das Gesamtergebnis schlechter wäre als bei einer Psychoanalyse. Bei einer schweren Charakterneurose bleibt allerdings oft keine Wahl: eine Kurzzeittherapie wirkt kaum.

Bei Studenten mit Schwierigkeiten im Abschlußexamen bietet es sich an, die Therapie zunächst auf die Arbeitsstörungen zu konzentrieren und dem Studenten zu empfehlen, daß er dann eine breiter angelegte Therapie macht, wenn er einen Arbeitsplatz gefunden hat und damit rechnen kann, daß er am Arbeitsort länger verbleibt. Besteht der Student das Examen nicht, kann es sinnvoll sein, eine analytische oder eine andere ausführlichere Psychotherapie anzuschließen, auch wenn sie lange dauert.

Vor schwierige Entscheidungen sieht sich der Therapeut gestellt, wenn er vermutet, daß die Wahl des Studiums aus neurotischen Motiven erfolgt ist und die Begabung des Studenten in anderen Bereichen liegt; entweder in einem anderen Studienfach oder in einem Beruf, zu dem er kein Studium braucht. Manchmal ermöglicht eine Kurzzeittherapie schon zweckmäßige Entscheidungen. Das Ziel, ein bestimmtes Studium abzuschließen, kann aber eng mit dem Selbstwertgefühl verbunden sein, was eine längere Therapie notwendig macht. Auch Delegationen durch die Eltern können einen Wechsel des Studienfaches erschweren; der Wechsel müßte gegen die Eltern durchgesetzt werden, die sich viel davon versprechen, daß der Betreffende ein bestimmtes Fach studiert, zum Beispiel kann ein Arzt wünschen, daß seine Tochter Medizin studiert, um später seine Praxis zu übernehmen und die Medizinertradition der Familie weiterzuführen.

Wenn es um einen Wechsel des Studienfaches oder um die vorzeitige Beendigung eines Studiums geht, ist man in einer günstigeren Position als die Eltern. Der Therapeut ist nicht dafür verantwortlich, wie ein Patient geworden ist. Er hat in ihn emotional noch nichts »investiert«. Deshalb kann er unabhängiger urteilen. Für die Eltern kann es eine Kränkung bedeuten, wenn der Student sein Studium nicht mit einem Examen beendet. Das kann auch einen Therapeuten oder eine Therapeutin kränken, die gehofft haben, ihre Therapie könnte dem Studenten zum Abschluß seines Studiums verhelfen. Die Kränkung ist im allgemeinen aber geringer. Stellt sich jedoch zu Beginn der Therapie oder im weiteren Verlaufe heraus, daß ein Studienfachwechsel oder eine Beendigung des Studiums für den Patienten günstig wäre, beeinträchtigt das einen Therapeuten oder eine Therapeutin sicher weniger als einen Vater oder eine Mutter. Fühlt ein Therapeut sich hingegen wie ein Vater oder eine Mutter gegenüber einem Patienten und kränkt ihn der Abbruch des Studiums oder ein Studienfachwechsel ähnlich stark, liegt eine Gegenübertragungsproblematik vor, die den Therapeuten daran hindert, in seiner Rolle als Therapeut zu bleiben, und ihn dazu veranlaßt, sich in der Rolle eines Pseudovaters oder einer Pseudomutter zu verlieren (König 1993).

Natürlich hängt es auch von den Wertvorstellungen eines Therapeuten ab, welchen Stellenwert er der erfolgreichen Beendigung eines Studiums gibt. Therapeuten, die selbst Aufsteiger sind, schätzen die Bedeutung eines Studiums oft sehr hoch ein, weil es sie viel gekostet hat. Wer in dritter Generation Akademiker ist, hat in sein Studium meist weniger investiert – meist hat er weniger Konflikte mit den Eltern durchstehen müssen, oft hatte er auch günstige materielle Voraussetzungen.

Natürlich gibt es neben der psychoanalytischen Therapie noch andere Therapieverfahren, mit denen Arbeitsstörungen behandelt werden. Hervorzuheben ist die Verhaltenstherapie, mit der man direkt am Symptom ansetzen kann, ohne zu bearbeiten, warum es entstanden ist und wie es unterhalten wird – eine Art des Vorgehens, die besonders dann angebracht sein kann, wenn man wenig Zeit zur Verfügung hat. Systemtheoretisch begründete Therapieansätze konzentrieren sich oft auf die Funktion eines Symptoms in einem Beziehungsnetz. Sie sind besonders geeignet zu klären, wodurch ein Symptom unterhalten wird. Psychoanalytisch betrachtet, befassen sie sich nicht mit dem sogenannten primären Krankheitsgewinn, also mit der Frage, welche unter den gegebenen Umständen noch die beste Lösung eines inneren Konflikts durch ein Symptom gewährleistet wird, sondern mit dem sekundären Krankheitsgewinn, also damit, welche Vorteile ein Symptom bringt und wie man diese Vorteile einschränken kann, damit das Symptom durch sie nicht weiter unterhalten wird. So kann ein Symptom, das die Arbeitsfähigkeit einschränkt, es einem Studenten ersparen, sich wegen seines ungeliebten Studiums, das der Vater will, mit diesem auseinanderzusetzen. Das berücksichtigt auch die Psychoanalyse und ebenso die Verhaltentherapie in ihren kognitiven Formen. Die therapeutischen Verfahren unterscheiden sich aber durch unterschiedliche Akzentsetzungen. In der Psychotherapie werden die vergleichenden Indikationen für die Behandlungsverfahren verschiedener therapeutischer Schulen zunehmend diskutiert.

Arbeitsstörungen von Patienten in Therapien

F. HEIGL (1954/1955) hat darauf hingewiesen, daß Arbeitsstörungen von Patientinnen und Patienten sich in ihrem Umgang mit Träumen manifestieren können. Beim Bearbeiten eines Traumes sollen Einfälle zum Traum gesucht, miteinander verbunden und interpretiert werden – eine Arbeit, die Analysand und Analytiker gemeinsam angehen sollten.

Hier zeigen sich dann auch Schwierigkeiten in der Kooperation. Narzißtische Patienten wollen alles allein machen, der Analytiker darf ihnen allenfalls assistieren. Schizoide Menschen haben Schwierigkeiten, Einfälle zu finden, die sich auf reale Vorgänge in ihrem Leben beziehen. Depressiven mangelt es an Initiative im Finden von Assoziationen. Phobische bringen eher zusätzliche Details aus dem Traum, als daß sie sich auf Wege der Assoziation wagen, die in noch unbekanntes Terrain führen. Zwanghafte Personen haben Schwierigkeiten, überhaupt zu assoziieren. Statt dessen versuchen sie meist, den Traum systematisch zu bearbeiten, um Ordnung in die Sache zu bringen. Hysterische Patienten assoziieren oft leicht und sehr bildhaft, haben aber Schwierigkeiten mit der realitätsbezogenen Interpretation. Sie streben nach einer raschen Interpretation, ehe die Voraussetzungen dafür geschaffen sind. Phobische Patienten interpretieren nicht gerne selbst, sie überlassen das lieber dem Therapeuten.

Auch in der Traumproduktion unterscheiden sich die Strukturen. Bei zwanghaften Patienten kann man oft beobachten, daß Tagerleben und Nachterleben sich in ihren Qualitäten erheblich unterscheiden.

Zwanghafte produzieren entweder sehr viele oder sehr wenige Träume. Sie können den Therapeuten mit Träumen überschütten, oder sie können mit Träumen »geizen«. Hysterische träumen meist sehr bildhaft und oft auch interessant und möchten den Therapeuten mit ihren Träumen beeindrucken.

Schizoide drücken sich auch in der Therapie meist sehr abstrakt aus, womit sie vermeiden, mit Erlebensnahem, konkret Realem in Verbindung zu kommen. Weil sie von konkreten Details absehen, stellen sie oft unpassende Verbindungen her. Sie haben auch Schwierigkeiten, Beispiele für das zu finden, was sie auf abstrakter Ebene beschreiben.

Narzißtische Patienten können ihre Therapie über lange Zeit allein führen, oft nicht einmal mit einem schlechten Ergebnis. Der Therapeut soll als bestätigender oder assistierender Mitarbeiter im Hintergrund bleiben.

Bei Depressiven macht sich ihr Mangel an Initiative bemerkbar. Ihnen fällt oft nichts ein, oder die Assoziationen versiegen bald. Viele Depressive füllen große Teile der Stunden mit Klagen über die Schlechtigkeit der Menschen und der Welt, wobei der Therapeut oft ausgespart wird, oder die Vorwürfe richten sich an den Therapeuten selbst, weil er sie angeblich »hängenläßt«, ihnen viel mehr geben könnte, als er gibt, und zu kühl ist.

Zwanghafte Patienten neigen dazu, die Zusammenhänge wieder und wieder zu durchdenken. Das heißt, sie kommen immer wieder auf bestimmte Themen zurück, die sie gleichsam widerkäuen, allerdings ohne daß dabei ein Verdauungsvorgang stattfindet. Sie verlieren sich in Details und haben Schwierigkeiten, Verbindungen herzustellen. Das Arbeiten mit Analogien fällt ihnen oft schwer, weil sie eher die Unterschiede als die Gemeinsamkeiten sehen. Sind sie ein Stück vorangekommen, lassen sie wie Sisyphus gleichsam den Stein zurückrollen, um den Status quo wieder herzustellen. Auch in der Analyse isolieren sie vom Affekt. Sie können deshalb viele Erkenntnissen sammeln, ohne daß sich aus der Bearbeitung des Produzierten Änderungen in ihrem Erleben und Verhalten ergeben, weil dazu eine Verbindung mit den Affekten nötig wäre.

Der Protest gegen den als dominierend empfundenen Therapeuten bleibt oft latent und kann nur erschlossen werden, oder er bleibt dem Therapeuten überhaupt verborgen. Assoziationen werden zurückgehalten, oder es wird vermieden zu assoziieren, weil der Patient den Eindruck hat, daß er das, was er findet, doch gleich an den Therapeuten hergeben muß.

Phobische Patienten brauchen immer wieder Anstöße, die ihnen bestätigen, daß sie es bisher richtig gemacht haben und voraussichtlich auch weiterhin richtig machen werden – der Therapeut signalisiert ja auch, daß er mehr von ihnen hören will. Ansonsten warten sie darauf, daß der Therapeut ihnen irgendeine Richtung weist, zum Beispiel indem er nachfragt. Kommt der latente Protest gegen ein »Gängeln« durch das steuernde Objekt an die Oberfläche, können sie im Protest schweigen.

Hysterische männliche Patienten konkurrieren mit dem Therapeuten oder unterwerfen sich ihm in einem passiven Modus. Entsprechendes gilt für phallisch-narzißtische Frauen, die entweder mit dem Therapeuten konkurrieren oder sich ihm als ein »guter Kumpel« anbieten. Hysterische Patientinnen und Patienten, die mehr durch Charme als durch Leistung beeindrucken wollen, stoßen auf die Schwierigkeit, daß man auf der Couch nicht so gut charmant sein kann wie im Gegenübersitzen. Es kränkt sie, wenn der Analytiker nicht begeistert zuhört oder über ihre Witze lacht. Unter einem Feuerwerk von brillanten Einfällen und eindrucksvollen Bildern verbirgt sich oft der Wunsch, so genommen zu werden, wie man ist.

Während ein Zwanghafter immer wieder auf ein bestimmtes Thema zurückkommt, erlahmt das Interesse hysterischer Patienten oft rasch. Sie wenden sich dann Neuem zu, ohne das alte Thema durchgearbeitet zu haben. So kommt beim hysterischen Patienten in der nächsten Stunde oft etwas ganz Neues auf, das anscheinend keinen Bezug zum Thema der letzten Stunde hat. Allerdings bleiben manche Themen doch zentral.

Arbeitsstörungen des Therapeuten in Therapien

Auf die Eigenheiten der Struktur des Therapeuten bei seiner Arbeit bin ich bereits zuvor in den einzelnen Kapiteln eingegangen (siehe auch König 1997c). Den Abschluß dieses Buches soll trotzdem noch eine komprimierte Darstellung dieses Themas bilden.

Viele schizoide Therapeuten interessieren sich wenig für die Details des täglichen Lebens. Einem solchen Psychologen kann es schwer fallen, eine Hausfrau zu analysieren, die nur von der Hausarbeit, den Kindern und ihrem Mann spricht. Mit schizoiden Patienten trifft sich der schizoide Therapeut auf einer Ebene abstrakten Intellektualisierens, indem er Allgemeines anspricht und seine Interventionen abstrakt formuliert. Die individuellen Ausprägungen einer Persönlich-

keitsstruktur, wie sie durch die Biographie, die Lebensgeschichte, die aktuellen Beziehungen, die Arbeit eines Patienten bestimmt sind, interessieren ihn weniger. Er faßt sie als Oberfläche auf, die er möglichst bald durchdringen möchte, um an die darunter liegenden, »wesentlicheren« Grundkonflikte zu gelangen. Auch weil seine Wahrnehmung des Patienten deshalb eingeschränkt ist, neigt er dazu, Eigenes auf ihn zu projizieren, und es kann sein, daß er dann immer den gleichen Patienten behandelt, nämlich sich selbst in dem Bild, das er sich vom Patienten macht.

Narzißtische Therapeuten neigen dazu, ihre Patienten entweder in ihr Selbstbild zu integrieren oder zu phantasieren, daß sie mit dem Patienten ein ideales Paar bilden. Sie können Patienten aber auch als idealisierte Quelle narzißtischer Zufuhr erleben, auf die sie angewiesen sind. Der Abbruch einer Therapie durch den Patienten beraubt sie dieser Zufuhr. Ist der Patient in das Selbstbild des Therapeuten integriert, kann ihn ein Abbruch der Therapie ähnlich erschrecken wie wenn ein Arm oder ein Bein sich selbständig machen würde. Bilden sie in ihrer Phantasie mit dem Patienten, der Hilfe braucht und sich hervorragend helfen läßt, ein ideales Paar, können sie beim Abbruch einer Therapie durch den Patienten als Verlassene mit narzißtischer Wut reagieren. Wenn ein Patient in seinem realen Leben Mißerfolge hat, kränkt sie das persönlich.

Viele depressive Therapeuten meinen, daß vor allem die positiv getönte Beziehung heilt. Wenn man zum Patienten lieb sei, könne das schon genügen. Die kognitive Verarbeitung des Erlebten interessiert sie weniger. Einsicht ist für den depressiv strukturierten Therapeuten kühl, Beziehung ist warm. Seine Patienten möchte er wärmen. Machen sie ihm Vorwürfe oder sind sie sonst aggressiv, trifft ihn das mehr als andere Therapeuten. Er fragt sich dann, was er vielleicht falsch gemacht hat. Patienten konfrontiert er ungern, damit sie nicht aggressiv werden. Überhaupt möchte er, wie in seinem Privatleben, das interpersonelle Feld von Aggressionen freihalten, wenn er sich nicht durch die Forderungen der Theorie, die er in sein Über-Ich aufgenommen hat, dazu gezwungen fühlt. Meist sind depressive Therapeuten dankbar, wenn sie feststellen, daß der Patient doch nicht so böse und aggressiv ist, wie sie angenommen hatten.

Depressive Therapeuten können sich von Patienten schwer trennen. Es macht ihnen auch Schwierigkeiten, einem Patienten eine begrenzte Therapiezeit anzubieten. Mit den Patienten gehen sie oft eine Kollusion des Forderns nach Unbegrenztheit ein und sind dann auf den Gutachter böse, wenn dieser Grenzen bezüglich der Kostenübernahme für richtig hält. Überhaupt neigen Depressive zu Entgrenzung, wenn es um Quantitäten geht. Sie möchten viele Stunden anbieten, überziehen die Stunden, beendigen Therapien nur schwer.

Der zwanghafte Therapeut strebt nach Perfektion und Vollständigkeit, er möchte seinen Patienten »gründlich durchanalysieren«. Kurzzeittherapien liegen ihm wegen der Begrenzheit der Ergebnisse weniger. Oft verliert er sich in Details; das Wesentliche zu erkennen, tut er sich schwer. Kommt ein Patient zu spät, wird er in erster Linie das bearbeiten und nicht ein anderes Thema, das dem Patienten auf den Nägeln brennt.

Zwanghafte Therapeuten haben ebenso wie zwanghafte Patienten Schwierigkeiten, Verbindungen herzustellen, zum Beispiel brauchen sie die Kenntnis vieler gemeinsamer Merkmale, ehe sie Analogieschlüsse zwischen zwei Beziehungsstrukturen für gerechtfertigt halten. Hier stellen sie einen Gegenpol zum Verhalten der schizoiden Therapeuten dar, die sich oft mit zu wenigen gemeinsamen Merkmalen zufrieden geben und Unterschiede »wegabstrahieren«.

In ihren Interventionen halten zwanghafte Therapeuten sich meist streng an vorgegebene Regeln. Die Frage, ob das, was sie tun, noch den therapeutischen Regeln entsprechend sei oder schon nicht mehr, beschäftigt sie immer wieder.

Manche zwanghaften Therapeuten legen großen Wert darauf, daß die Asymmetrie der therapeutischen Beziehung vom Patienten eingehalten wird; andere bekämpfen die Tendenz in sich selbst, in einer asymmetrischen Beziehung zu dominieren, und tun so, als sei die Therapeut-Patient-Beziehung symmetrisch. Das kann den Patienten verwirren, besonders wenn doch Hinweise auf eine Asymmetrie der Beziehung gegeben werden.

Der phobische Therapeut möchte den Assoziationen des Patienten folgen. Es liegt ihm nicht, vorauszudenken. Sein Harmoniestreben bringt ihn dazu, interpersonelle Konflikte zwischen dem Patienten und ihm selbst zu umgehen. Bezüglich dessen, was der Patient außerhalb der Therapie tut, ist er ängstlich. Während der zwanghafte Therapeut fürchtet, der Patient könnte ohne die Kontrolle durch den Therapeuten Schädliches tun, fürchtet der phobische Therapeut, daß seinem Patienten etwas passiert, wenn er nicht von ihm begleitet wird – zum Beispiel daß er sich in schwierige Situationen bringt –, während der zwanghafte Therapeut ja fürchtet, der böse Patient könnte Böses tun. Seine eigene, abgewehrte Aggressivität projiziert er oft auf den Patienten.

Der hysterische Therapeut strebt rasche Erfolge an, die er durch brillante Deutungen herbeizuführen sucht. Er möchte in seiner analytischen Potenz bewundert werden. Entsprechendes gilt für hysterische, phallisch-narzißtische Therapeutinnen. Richtet der Patient an sie präödipale Wünsche, dann können sie damit oft weniger anfangen als Therapeutinnen mit einer anderen Persönlichkeitsstruktur. Sie fühlen sich gekränkt, weil der Patient sie nicht als begehrenswerte Frau, sondern eher als eine mütterliche, versorgende, betreuende und schützende Frau haben möchte.

Männlichen Therapeuten, die durch Charme wirken wollen und die sich mit präödipalen Wünschen ihrer Patienten konfrontiert sehen, reagieren ähnlich. Während zwanghafte Therapeuten, die Sexualität als potentiell chaotisch fürchten, sich gerne in präödipale Bereiche mit ihren Patienten zurückziehen möchten und sexuelle Wünsche oft als eine Verpackung präödipaler Wünsche interpretieren – das gleiche gilt auch für depressive Therapeuten, denen das Versorgen liegt –, sehen hysterische Therapeuten in präödipalen Wünschen oft etwas verdeckt Sexuelles, zum Beispiel meinen sie, durch vorgespiegelte Schwäche verführt werden zu sollen. Dann werden ödipale Liebesübertragungen gesehen, wo keine sind und auch keine anliegen.

Da hysterische Menschen auf rasche Erfolge aus sind, hat auch ein hysterischer Therapeut Spaß an Kurzzeittherapien, bei denen der Einsatz in einem günstigeren Verhältnis zur Wirkung steht als bei längerdauernden Therapien, wo die Erfolgskurve langsam abflacht. Deshalb beenden sie Therapien oft vorzeitig. In dieser Hinsicht sind sie ein Gegenstück zum zwanghaften Therapeuten, worauf schon F. Riemann (1976) hingewiesen hat.

Es ist wichtig, daß Psychotherapeuten über eigene Arbeitsstörungen Bescheid wissen. Dazu ist die erste Voraussetzung, daß sie sie überhaupt erkennen. Ebenso wie andere Menschen neigen Therapeuten dazu, eigene Arbeitsstörungen zu bagatellisieren oder die Vorstellung zu entwickeln, es »ginge doch allen so«.

Arbeitsstörungen bei schriftlichen Arbeiten sind unter Therapeuten relativ häufig. Einzelne Therapeuten, die von mir hörten, daß es möglich sei, einen Kassenantrag in zwei Stunden zu schreiben, wollten das nicht glauben. Sie bräuchten einen Tag oder das ganze Wochenende.

Eine Kollegin sagte nach einem Vortrag auf einem Kongreß, bei dem sie die Zeit erheblich überzogen hatte, das Thema hätte eine breite Behandlung erfordert und der Vortrag sei nicht zu kürzen gewesen, was ganz offensichtlich nicht stimmte, weil die Darstellung mit Details überladen war, die nur am Rande zum Thema gehörten.

Ein Therapeut, der eine eigene Arbeitsstörung bagatellisiert oder leugnet, läuft Gefahr, Arbeitsstörungen bei seinen Patienten als nicht behandlungsbedürftig einzustufen. Damit kann er dem Patienten sehr schaden. Ob ein Therapeut für seine Kassenanträge ein Wochenende opfern muß oder ob der Patient als Sachbearbeiter in einem Büro, in dem das Abfassen von Schriftstücken zu seiner täglichen Arbeit gehört, nicht zurecht kommt, bedeutet nicht das gleiche. Der Therapeut verliert Freizeit, das Schreiben ist für ihn aber nicht die Hauptsache, für den Sachbearbeiter schon. Sich mit den Persönlichkeitsproblemen zu befassen, die eine Arbeitsstörung bedingen, kann ein solcher Therapeut zu vermeiden suchen, weil es das eigene Problem sichtbar machen würde. Hier wie auch in anderen Bereichen zeigt sich, wie wichtig Selbsterfahrung und ein fortgesetztes Sich-selbst-in-Frage-Stellen (KÖNIG 1993) für einen Therapeuten sind.

Anhang

Literatur

American Psychiatric Association (Hg.) (1996): Diagnostisches und statistisches Manual psychischer Störungen: DSM-IV. Göttingen.

Arbeitskreis OPD (Hg.) (1996): Operationalisierte Psychodynamische Diagnostik. Bern u.a.

Beauvoir, S. de (1968): Das andere Geschlecht. Reinbek.

Bischof, N. (1985): Das Rätsel Ödipus. München.

Bühler, K. (1929): Die geistige Entwicklung des Kindes. Jena.

Buss, D. M. (1989): Sex differences in human mate preferences: Evolutionary hypotheses tested in 37 cultures. In: Behavioral and Brain Sciences, 12, S. 1–49.

Buss, D. M. (1994): Die Evolution des Begehrens. Hamburg.

Cremerius, J. (1984): Vom Handwerk des Psychoanalytikers: Das Werkzeug der psychoanalytischen Technik, 2 Bde. Stuttgart.

Dilling, H.; Mombour, W.; Schmidt, M. H. (Hg.) (1993): ICD 10 – Internationale Klassifikation psychischer Störungen. Bern u. a.

Dorpat, T. L. (1979): Is splitting a defense? In: *Int. Rev. Psychoanal.*, 6, S. 105.

Erikson, E. H. (1973): Identität und Lebenszyklus. Frankfurt a. M.

Fengler, J. (1996): Helfen macht müde. München.

Freud, S. (1905a): Über Psychotherapie. G.W. V. Frankfurt a. M.

Freud, S. (1905b): Drei Abhandlungen zur Sexualtheorie. G.W. V. Frankfurt a. M.

Freud, S. (1916/17): Vorlesungen zur Einführung in die Psychoanalyse. G.W. XI. Frankfurt a. M.

Freud, S. (1920): Jenseits des Lustprinzips. G.W. XIII. Frankfurt a. M.

Gunderson, J. G., Kolb, J. E. (1978): Discriminating features of borderline patients. In: *American Journal of Psychiatry*, 135, S. 792–796.

Heigl, F. (1954/55): Neurotische Arbeitsstörungen in der analytischen Psychotherapie. In: *Zsch. psychosom. Med.*, 1, S. 51–55 und 135–140.

Heigl-Evers, A., Schepank, H. (1980): Ursprünge seelisch bedingter Krankheiten, 2 Bde. Göttingen.

Heigl-Evers, A.; Ott, J. (Hg.) (1994): Die psychoanalytisch-interaktionelle Methode. Göttingen.

HELLDORFER, M.C. (1987): Church professionals and work addiction. In: *Studies in formative spirituality*, 8, S. 199–210.

HENDRICK, I. (1942): Instinct and the ego during infancy. In: *Psychoanal. Quart.*, 11, S. 33–58.

HILPERT, H.; SCHWARZ, R.; BEESE, F. (Hg.) (1981): Psychotherapie in der Klinik. Berlin u. a.

HOFFMANN, S.O. (1986): Die sogenannte frühe Störung. In: *Prax. Psychother. Psychosom.*, 31, S. 179–190.

HOHAGE, R. (1994): Diagnostik und Therapie neurotischer Arbeitsstörungen. In: *Psychotherapeut*, 39, S. 146–155.

JONES, M. (1976): Prinzipien der therapeutischen Gemeinschaft. Soziales Lernen und Sozialpsychiatrie. Bern u. a.

KERNBERG, O.F. (1978): Borderline-Störungen und pathologischer Narzißmus. Frankfurt a. M.

KERNBERG, O.F. (1988): Schwere Persönlichkeitsstörungen. Stuttgart.

KERNBERG, O.F.; SELZER, M.A.; KOENIGSBERG, H.W.; CARR, A.C.; APFELBAUM, A.H. (1993): Psychodynamische Therapie bei Borderline-Patienten. Bern u. a.

KIND, J. (1992): Suizidal. Die Psychoökonomie einer Suche. Göttingen.

KOHUT, H. (1973): Narzißmus. Frankfurt a. M.

KÖNIG, K. (1981 / 1996): Angst und Persönlichkeit. Göttingen.

KÖNIG, K. (1982): Der interaktionelle Anteil der Übertragung in Einzelanalyse und analytischer Gruppenpsychotherapie. In: *Gruppenpsychother. Gruppendyn.*, 18, S. 76–83.

KÖNIG, K. (1992/1997): Kleine psychoanalytische Charakterkunde. Göttingen.

KÖNIG, K. (1993a / 1997): Gegenübertragungsanalyse. Göttingen.

KÖNIG, K. (1993b): Selbstanalyse. Göttingen.

KÖNIG, K. (1995): Charakter und Verhalten im Alltag. Göttingen.

KÖNIG, K. (1996): Abwehrmechanismen. Göttingen.

KÖNIG, K. (1997a): Einführung in die psychoanalytische Krankheitslehre. Göttingen.

KÖNIG, K. (1997b): Übertragungsanalyse. Göttingen.

KÖNIG, K. (1997c): Praxis der psychoanalytischen Therapie. Göttingen.

Kreische, R. (1995): Gestörte Paarbeziehungen bei neurotischen Erkrankungen und ihre psychotherapeutische Behandlung. In: *Psychosom. Med. Psychoanal.*, 41, S. 108–126.

Kretschmer, E. (1977): Körperbau und Charakter. Untersuchungen zum Konstitutionsproblem und zur Lehre von den Temperamenten. Berlin u. a.

Krystal, H.; Raskin, H.A. (1983): Drogensucht. Göttingen.

Leichsenring, F. (1997): Borderline-Stile. Denken, Fühlen, Abwehr und Objektbeziehungen von Borderline-Patienten. Bern u.a.

Main, T.F. (1981): Das Konzept der therapeutischen Gemeinschaft: Wandlungen und Wechselfälle. In: Hilpert, H.; Schwarz, R.; Beese, F. (Hg.): Psychotherapie in der Klinik. Berlin u.a., S. 46–65.

Mentzel, G. (1979): Über die Arbeitssucht. In: *Ztschr. psychosom. Med.*, 25, S. 115–127.

Poppelreuter, S. (1996): Arbeitssucht. Witterschlick.

Radebold, H. (1992): Psychodynamik und Psychotherapie Älterer. Berlin u. a.

Reich, G. (1995): Eine Kritik des Konzepts der »primitiven Abwehr« am Begriff der Spaltung. In: *Forum Psychoanal.*, 11, S. 99–118.

Riemann, F. (1976): Grundformen der Angst. München / Basel.

Rudolf, G. (1991): Die therapeutische Arbeitsbeziehung. Untersuchungen zum Zustandekommen, Verlauf und Ergebnis analytischer Psychotherapien. Berlin u. a.

Sandler, J.; Sandler, A. M. (1985): Vergangenheits-Unbewußtes, Gegenwarts-Unbewußtes und die Deutungen der Übertragung. In: *Psyche*, 39, S. 800–829.

Schepank, H. (1994): Gen oder psychogen? Zur Erbe-Umwelt-Frage bei psychogenen Erkrankungen. In: *Ztschr. psychosom. Med.*, 40, S. 11–24.

Staats, H. (1997): Identitäten und Idelogien. In: *Forum Psychoanal.*, 13, S. 68–74.

Staats, H.; Leichsenring, F.; König, K. (1995): Ideologiebildungen auf psychiatrischen Stationen: Institutionalisierte Abwehrformen in der Teamsupervision. In: *Gruppenpsychother. Gruppendyn.*, 31, S. 120–129.

Walster, E.; Utne, M. T.; Traupman, J. (1977): Equity-Theorie und intime Sozialbeziehungen. In: Mikula, G.; Stroebe, W. (Hg.): Sympathie, Freundschaft, Ehe. Bern u.a., S. 193–220.

Register

Der Autor

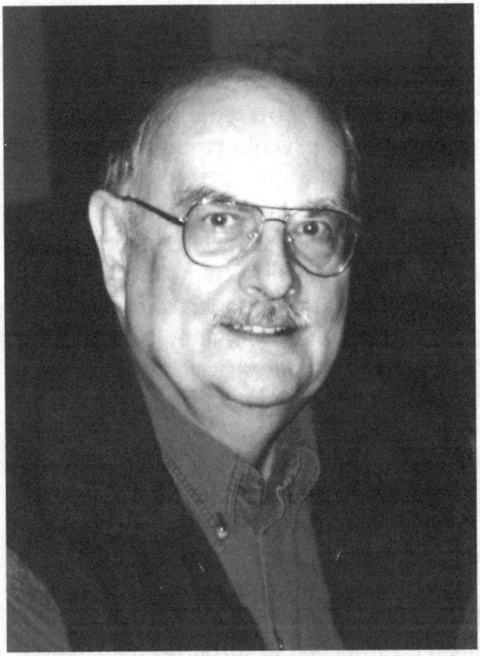

Karl König, Univ. Prof. Dr. med., Jahrgang 1931, Facharzt für Psychotherapeutische Medizin und Innere Medizin, ist Lehranalytiker und Supervisor am Lou-Andreas-Salomé-Institut für Psychoanalyse in Göttingen. Er war Vorsitzender dieses Instituts und Leiter der Abteilung für Gruppenpsychotherapie an der Universität Göttingen. Er ist Mitherausgeber von Fachzeitschriften in Deutschland und Mitglied des Beratergremiums von Fachzeitschriften in England, den USA und Argentinien. Zahlreiche Artikel in Fachzeitschriften. Mehrere seiner Bücher wurden ins Englische, Koreanische und Russische übersetzt. Arbeitsgebiete: Allgemeine und spezielle Krankheitslehre; einzel-, paar-und gruppentherapeutische Behandlungstechnik; Teamsupervision.

Jakob Christ
Ulrike Hoffmann-Richter

Therapie in der Gemeinschaft

Gruppenarbeit, Gruppentherapie und Gruppenpsychotherapie im psychiatrischen Alltag

Mehr als vier sind eine Gruppe - eine Gruppe bildet sich überall dort, wo mindestens fünf Personen zusammen sind. Im psychiatrischen Alltag kann das eine Gemeinschaft von Patienten oder von Mitarbeiterinnen sein.
Alle hier auftretenden Gruppenprozesse spielen zwangsläufig eine Rolle in der Arbeit, geplant oder ungeplant. Doch wie lassen sie sich gezielt in den verschiedenen Gruppenformen therapeutisch nutzen?
Das Anliegen dieses Buches ist es, theoretische Grundlagen und handwerkliches Können zu vermitteln, die für jede Gruppenarbeit nützlich sind. Ohne einer spezifischen therapeutischen Schule verpflichtet zu sein, beschreiben Ulrike Hoffmann-Richter und Jakob Christ die verschiedenen therapeutischen und alltagspraktischen Anwendungsformen aus ihren jahrzehntelangen Erfahrungen in sozialpsychiatrischen Institutionen der USA, der Schweiz und Deutschlands.
Sie stellen in verständlicher Form die Grundlagen von Gruppenarbeit und gruppendynamischen Prozessen, von allgemeiner und spezifischer Gruppentherapie dar. Die Gruppenprozesse werden transparent und die therapeutischen Ansatzpunkte deutlich. So bietet dieses Buch eine praktische Anleitung für Einsteiger und erleichtert erfahrenen Profis die systematische Reflexion der eigenen Arbeit und Rolle.

ISBN 3-88414-203-8, 240 S., 34.00 DM (31.50 sFr/284 öS)

Psychiatrie-Verlag
Thomas-Mann-Str. 49a • 53111 Bonn